U0297245

编著◎吴少祯

中 医 四 大 经 典

白|话|解|口|袋|本

黄帝内经素问
白话解（上册）

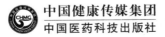

中国健康传媒集团
中国医药科技出版社

图书在版编目（CIP）数据

黄帝内经素问白话解/吴少祯编著.—北京：中国医药科技出版社，2021.6

（中医四大经典白话解口袋本）

ISBN 978 – 7 – 5214 – 2378 – 5

Ⅰ.①黄…　Ⅱ.①吴…　Ⅲ.①《素问》–译文　Ⅳ.①R221.1

中国版本图书馆 CIP 数据核字（2021）第 054864 号

美术编辑　陈君杞
版式设计　友全图文

出版　**中国健康传媒集团**｜中国医药科技出版社
地址　北京市海淀区文慧园北路甲 22 号
邮编　100082
电话　发行：010 – 62227427　邮购：010 – 62236938
网址　www.cmstp.com
规格　880 × 1230mm $\frac{1}{64}$
印张　14 $\frac{7}{8}$
字数　431 千字
版次　2021 年 6 月第 1 版
印次　2021 年 6 月第 1 次印刷
印刷　三河市百盛印装有限公司
经销　全国各地新华书店
书号　ISBN 978 – 7 – 5214 – 2378 – 5
定价　**45.00 元（上、下册）**

获取新书信息、投稿、为图书纠错，请扫码联系我们。

内 容 提 要

　　《黄帝内经》是我国现存医学文献中最早的一部典籍，由《素问》《灵枢》两部分组成，总计 162 篇，较全面地论述了中医学的基本理论、理论原则和学术思想，构建了中医学理论体系的框架，为中医学的发展奠定了基础。本书参考诸家注本，对《黄帝内经素问》进行白话解。全书共 81 篇，主要包括原文和白话解两部分，其中白话解通俗易懂，在词义、句式、词序上与经文相互对应，揭示了《黄帝内经素问》原文的奥旨，并以口袋书的方式呈现，便于携带。本书语言简洁明了，内容丰富实用，适合中医药院校学生、中医药从业者及广大中医药爱好者阅读。

前言

  《黄帝内经》与《伤寒论》《金匮要略》《温病条辨》并称为中国传统医学四大经典著作。《黄帝内经》在以黄帝、岐伯、雷公的对话阐述病机病理的同时，主张不治已病治未病，同时主张养生、摄生、益寿、延年。书名虽冠名黄帝，以黄帝与其臣子问答的形式为体裁，但其作者并不是黄帝，而是古代医家假托轩辕黄帝之名联合所作，是数百年间众多医家经验、理论观点的总结和汇总。

  《黄帝内经》的成书年代虽然观点不一，但至少初步形成于黄帝时代，最晚成书于西汉中晚期（公元前91年至前32年）。

  《黄帝内经》分为《素问》与《灵枢》两部分。《素问》侧重于基本理论与原则，《灵枢》侧重于针灸、经络等。《素问》原为9卷，但其古书早已亡佚。后经唐代王冰订补，改编为24卷，计81篇，定名为《黄帝内经素问》。其后，又经宋代林亿校正，孙兆改误，称《重广补注黄帝内经素问》。

《黄帝内经素问》系统地反映了秦汉以前的医学成就，构建了中医理论体系的基本框架，以人与自然统一观、阴阳学说、五行学说、脏腑经络学说为主线，包含了从阴阳五行、藏象、诊法到治疗、养生等中医学内容的各个方面，集医理、医论、医方于一体，成为中医学发展的基石。

　　《黄帝内经素问》作为中医四大经典之一，几千年来在中医界有着崇高的地位，这是后世所有医书所不能取代的。该书问世以来，倍受历代医家重视，也是现今中医学者必读经典著作之一。但由于其成书较早，文字古奥，语句艰涩，极难使中医初学者理解掌握。为使现代读者更好地学习、理解此书，编者对《黄帝内经素问》进行了白话解析。编者参考多种版本，对原书进行了深入浅出的释义，在词义、句式、词序上与经文相互对应，力求使文句更加通俗易懂，更能准确地反映原旨。此外，本书开本小，便于携带，可供读者随时查阅、学习。

　　由于编者水平有限，疏漏之处在所难免，欢迎广大读者提出宝贵意见，以便今后修订改进。

编者

2021 年 3 月

目　录

上古天真论篇第一 ……………………………… 1

四气调神大论篇第二 …………………………… 10

生气通天论篇第三 ……………………………… 17

金匮真言论篇第四 ……………………………… 28

阴阳应象大论篇第五 …………………………… 37

阴阳离合论篇第六 ……………………………… 57

阴阳别论篇第七 ………………………………… 62

灵兰秘典论篇第八 ……………………………… 70

六节藏象论篇第九 ……………………………… 74

五脏生成篇第十 ………………………………… 85

五脏别论篇第十一 ……………………………… 94

异法方宜论篇第十二 …………………………… 98

移精变气论篇第十三 …………………………… 102

汤液醪醴论篇第十四 …………………………… 108

玉版论要篇第十五 ……………………………… 114

诊要经终论篇第十六 ……………………… 118

脉要精微论篇第十七 ……………………… 126

平人气象论篇第十八 ……………………… 145

玉机真脏论篇第十九 ……………………… 158

三部九候论篇第二十 ……………………… 178

经脉别论篇第二十一 ……………………… 190

脏气法时论篇第二十二 …………………… 197

宣明五气篇第二十三 ……………………… 210

血气形志篇第二十四 ……………………… 216

宝命全形论篇第二十五 …………………… 220

八正神明论篇第二十六 …………………… 227

离合真邪论篇第二十七 …………………… 237

通评虚实论篇第二十八 …………………… 246

太阴阳明论篇第二十九 …………………… 258

阳明脉解篇第三十 ………………………… 263

热论篇第三十一 …………………………… 266

刺热篇第三十二 …………………………… 273

评热病论篇第三十三 ……………………… 281

逆调论篇第三十四 ………………………… 289

目　录

疟论篇第三十五 …………………………… 295

刺疟篇第三十六 …………………………… 311

气厥论篇第三十七 ………………………… 319

咳论篇第三十八 …………………………… 322

举痛论篇第三十九 ………………………… 327

腹中论篇第四十 …………………………… 336

刺腰痛篇第四十一 ………………………… 345

风论篇第四十二 …………………………… 352

痹论篇第四十三 …………………………… 359

痿论篇第四十四 …………………………… 368

厥论篇第四十五 …………………………… 374

病能论篇第四十六 ………………………… 382

奇病论篇第四十七 ………………………… 389

大奇论篇第四十八 ………………………… 398

脉解篇第四十九 …………………………… 405

刺要论篇第五十 …………………………… 414

刺齐论篇第五十一 ………………………… 417

刺禁论篇第五十二 ………………………… 420

刺志论篇第五十三 ………………………… 425

针解篇第五十四 ……………………… 428

长刺节论篇第五十五 …………………… 434

皮部论篇第五十六 ……………………… 439

经络论篇第五十七 ……………………… 445

气穴论篇第五十八 ……………………… 447

气府论篇第五十九 ……………………… 456

骨空论篇第六十 ………………………… 464

水热穴论篇第六十一 …………………… 472

调经论篇第六十二 ……………………… 480

缪刺论篇第六十三 ……………………… 501

四时刺逆从论篇第六十四 ……………… 515

标本病传论篇第六十五 ………………… 522

天元纪大论篇第六十六 ………………… 529

五运行大论篇第六十七 ………………… 540

六微旨大论篇第六十八 ………………… 557

气交变大论篇第六十九 ………………… 577

五常政大论篇第七十 …………………… 607

六元正纪大论篇第七十一 ……………… 650

刺法论篇第七十二 （遗篇） …………… 756

目录

本病论篇第七十三 （遗篇） …………… 784

至真要大论篇第七十四 …………… 819

著至教论篇第七十五 …………… 884

示从容论篇第七十六 …………… 889

疏五过论篇第七十七 …………… 896

征四失论篇第七十八 …………… 903

阴阳类论篇第七十九 …………… 907

方盛衰论篇第八十 …………… 915

解精微论篇第八十一 …………… 922

上古天真论篇第一

[原文] 昔在黄帝，生而神灵，弱而能言，幼而徇齐，长而敦敏，成而登天。乃问于天师曰：余闻上古之人，春秋皆度百岁，而动作不衰；今时之人，年半百而动作皆衰者，时世异耶？人将失之耶？

岐伯对曰：上古之人，其知道者，法于阴阳，和于术数，食饮有节，起居有常，不妄作劳，故能形与神俱，而尽终其天年，度百岁乃去。今时之人不然也，以酒为浆，以妄为常，醉以入房，以欲竭其精，以耗散其真，不知持满，不时御神，务快其心，逆于生乐，起居无节，故半百而衰也。

[白话解] 从前有一位轩辕黄帝，天生聪明伶俐，从小就善于言辞，年幼时对事物的理解力很强，长大之后，不仅忠厚诚实，而且勤奋聪颖，成年时便登上了天子之位。黄帝向岐伯问道：我听说远古时代的人们，年龄都超过了百岁，且动作灵活不迟缓，没有显示出衰老的迹象；而现代的人，年龄刚

过五十，动作就显得衰弱迟缓了。古代人和现代人的这种差距，是由于时代改变所造成的，还是因为现代的人不懂得养生，违反了养生之道造成的呢？

岐伯回答：远古时代的人，大多懂得养生之道，他们按照天地阴阳自然变化的规律，调整体内气血的运行，适应自然界的变化，再配合正确的养生方法，达到良好的养生效果；做到饮食有所节制，生活作息有一定规律，不过度操劳，所以能够保证形体与精神相互协调、相互统一，做到形神俱旺而不衰，享受上天赋予的寿命，超过百岁才离开人世。现在的人就不再这样做，他们将酒当汤水一样，滥饮无度，生活毫无规律，醉酒后又行房事，恣情纵欲，致使阴精枯竭、真气耗散，不知道保持精气充满，不善于调控精神，只为贪图一时之快，违背养生之道，起居作息没有规律，所以活到五十岁左右就衰老了。

[原文] 夫上古圣人之教下也，皆谓之虚邪贼风，避之有时，恬惔虚无，真气从之，精神内守，病安从来。是以志闲而少欲，心安而不惧，形劳而

不倦，气从以顺，各从其欲，皆得所愿。故美其食，任其服，乐其俗，高下不相慕，其民故曰朴。是以嗜欲不能劳其目，淫邪不能惑其心，愚智贤不肖，不惧于物，故合于道。所以能年皆度百岁而动作不衰者，以其德全不危也。

[白话解] 远古时代那些懂得养生之道的人，在教导普通人时，都会提到：对于外界的各种致病因素，都应及时回避，思想要保持清净淡泊，没有杂念妄想，做到真气调和顺畅、精神内守而不耗散，疾病就不会发生。所以，远古时代的人们心志安闲，少有欲望，心境安逸，没有恐惧，身体虽然劳作却不感到疲倦，真气顺畅，人们自得其乐且能够满足自己的愿望。人们觉得吃到的食物都是美味，穿的衣服都很舒适，喜爱当地的风俗习惯，也不会因社会地位不同而羡慕他人，远古时代的人们生活十分质朴。因此，不良的嗜好都不会吸引他们的视听，淫乱邪魅的事情也不能惑乱他们的心志。无论愚笨还是聪明，无论贤德还是不才，他们都能做到不受外界事物的干扰，这是符合养生之道的。他们之所

以能够超过百岁而动作仍不显衰老，正是因为他们领会和掌握了养生之道，不致有疾病的危害。

[原文] 帝曰：人年老而无子者，材力尽邪？将天数然也？

岐伯曰：女子七岁，肾气盛，齿更发长；二七而天癸至，任脉通，太冲脉盛，月事以时下，故有子；三七，肾气平均，故真牙生而长极；四七，筋骨坚，发长极，身体盛壮；五七，阳明脉衰，面始焦，发始堕；六七，三阳脉衰于上，面皆焦，发始白；七七，任脉虚，太冲脉衰少，天癸竭，地道不通，故形坏而无子也。

丈夫八岁，肾气实，发长齿更；二八，肾气盛，天癸至，精气溢泻，阴阳和，故能有子；三八，肾气平均，筋骨劲强，故真牙生而长极；四八，筋骨隆盛，肌肉满壮；五八，肾气衰，发堕齿槁；六八，阳气衰竭于上，面焦，发鬓颁白；七八，肝气衰，筋不能动，天癸竭，精少，肾脏衰，形体皆极；八八，则齿发去。

肾者主水，受五脏六腑之精而藏之，故五脏盛，乃能泻。今五脏皆衰，筋骨解堕，天癸尽矣，故发鬓白，身体重，行步不正，而无子耳。

[白话解] 黄帝问：人年老后就不能生育子女，这是因为生殖能力衰竭了，还是受人体自然规律的限定呢？

岐伯答道：女子以七年为一个发育阶段。女子到了七岁，肾气逐渐旺盛，此时开始更换乳牙，头发也开始茂密；十四岁时，促进人体生殖功能的物质——天癸产生，此时任脉开始通畅，冲脉的气血也逐渐旺盛，表现为月经按时来潮，并具备了生育能力；二十一岁时，肾气充满，智齿长出，全部牙齿也已长齐；二十八岁时，筋骨强健有力，头发生长最为浓密，此时身体也最为强壮；三十五岁时，阳明经脉的气血逐渐衰弱，面部开始憔悴，头发开始脱落；四十二岁时，走行于头面的太阳、阳明、少阳经脉的气血逐渐衰退，面部憔悴无华，头发开始变白；四十九岁时，任脉空虚，冲脉气血衰弱，天癸随之枯竭，月经停止来潮，机体衰老，也就失去了生育能力。

男子以八年为一个发育阶段。男子到了八岁，肾气逐渐充实，头发开始茂密，乳牙也开始更换；十六岁时，肾气旺盛，天癸产生，体内精气充满而能外泄，如果此时男女交合，就能生育子女；二十四岁时，肾气充盛，筋骨强壮有力，此时智齿长出，牙齿全部长齐；三十二岁时，筋骨强劲有力，肌肉丰满健壮，此时身体是最为健壮的时期；四十岁时，肾气逐渐衰退，头发开始脱落，牙齿也开始松动；四十八岁时，人体上部的阳气开始衰竭，面部憔悴没有光泽，头发和两鬓也出现花白；五十六岁时，肝气衰弱，肝血不能养筋，使筋的活动不能灵活自如，天癸枯竭，精气亏少，肾气大衰身体已疲极；六十四岁时，表现为牙齿、毛发脱落。

肾主水，接受五脏六腑的精气并贮藏起来，所以五脏的功能旺盛，精气充盛，才能使肾脏中的精气充盈，适时外泄。到了老年时期，五脏均已衰退，筋骨懈怠无力，天癸也已枯竭，所以发鬓变白，身体沉重，步态蹒跚不稳，不能再生育子女。

[原文] 帝曰：有其年已老而有子者何也？

岐伯曰：此其天寿过度，气脉常通，而肾气有余也。此虽有子，男子不过尽八八，女子不过尽七七，而天地之精气皆竭矣。

帝曰：夫道者年皆百数，能有子乎？

岐伯曰：夫道者能却老而全形，身年虽寿，能生子也。

[白话解] 黄帝问道：有的人已经老了，但是仍能生育子女，这是为什么呢？

岐伯回答：这是他先天禀赋超过常人，气血经脉保持畅通，肾气也比一般人充实的缘故。一般来说，这样的人虽然可以生子，但其生子的年龄，男子不会超过六十四岁，女子不会超过四十九岁，因为，超过这个年龄，天癸皆已枯竭。

黄帝问：那些掌握养生之道的人，都可以活到一百岁左右，他们还能生育吗？

岐伯答道：那些掌握养生之道的人，可以延缓衰老并且保持身体健康，虽然年寿已高，但仍能生育子女。

[原文] 黄帝曰：余闻上古有真人者，提挈天

地，把握阴阳，呼吸精气，独立守神，肌肉若一，故能寿敝天地，无有终时，此其道生。

中古之时，有至人者，淳德全道，和于阴阳，调于四时，去世离俗，积精全神，游行天地之间，视听八达之外，此盖益其寿命而强者也，亦归于真人。

[白话解] 黄帝说：我听说在远古时代，有称为真人的人，他们掌握了天地阴阳变化的规律，吸取自然界的精纯清气，能自主地控制和调节精神，使神不妄耗，肌肤始终保持青春状态而不衰老，所以他们的寿命能与天地相同而没有终老，这是他们懂得养生之道的结果。

中古时代，有称为至人的人，他们朴实贤德，能够全面地掌握养生之道，协调和顺应自然四时阴阳的变化，远离世俗社会的干扰，积蓄精气，保全精神，使其心神驰骋于天地之间，其所见所闻能远达八方之外，这就是他们延长寿命，延缓衰老，强健身体的方法，这种人也可以归于真人的行列。

[原文] 其次有圣人者，处天地之和，从八风之理，适嗜欲于世俗之间，无恚嗔之心，行不欲离

于世，被服章，举不欲观于俗，外不劳形于事，内无思想之患，以恬愉为务，以自得为功，形体不敝，精神不散，亦可以百数。

其次有贤人者，法则天地，象似日月。辨列星辰，逆从阴阳，分别四时，将从上古合同于道，亦可使益寿而有极时。

[白话解] 其次有称为圣人的人，他们安居于天地自然之中，顺从八风的变化规律，使自己的嗜好同世俗社会相适应，没有恼怒怨恨之情，行为举止不脱离现实环境，穿着朴素得体，也没有向世俗炫耀的地方，在外不使形体因为事物而劳累，在内不使精神因为思虑恬念而为患，以安静和愉悦为目的，以悠然自得为满足，这样，他们的形体不易衰老，精神不易耗散，寿命也可达到百岁左右。

再者有称为贤人的人，他们能够依据天地的变化、日月的升降、星辰的位置，以顺从自然界的阴阳消长和四时变迁，追随上古真人，学习他们的养生方法，使自己的生活符合养生之道，这样的人也可以延长寿命，但有一定限度。

四气调神大论篇第二

[原文] 春三月，此谓发陈，天地俱生，万物以荣，夜卧早起，广步于庭，被发缓形，以使志生，生而勿杀，予而勿夺，赏而勿罚，此春气之应，养生之道也。逆之则伤肝，夏为寒变，奉长者少。

夏三月，此谓蕃秀，天地气交，万物华实，夜卧早起，无厌于日，使志无怒，使华英成秀，使气得泄，若所爱在外，此夏气之应，养长之道也。逆之则伤心，秋为痎疟，奉收者少，冬至重病。

[白话解] 春季的三个月，是万物复苏、推陈出新的季节。天地万物，都富有生气，欣欣向荣。人们应该入夜即睡，早些起床，披散头发，宽松衣带，使身体舒缓不受拘束，迈开步子在庭院中漫步，让精神愉快，心胸舒畅，顺应春生之性而充满生机。要保持生机而不要随意损害，要给予而不是剥夺，要奖励而不是惩罚，这就是适应春季的季节特性，保养生发之气的养生方法。如果违逆了春生之气，

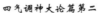
便会损伤肝脏，使阳气生发不足，导致提供夏季使用的阳气不足，所以到夏季就会发生寒性疾病。

夏季的三个月，自然界万物繁茂秀美。此时，天地阴阳之气相互交通，植物开花结果，长势旺盛。人们应该在夜晚睡眠，早些起床，不要因夏季昼长而有厌恶之情，应保持心情愉悦而不轻易发怒，使精神像树木、花草一样旺盛、秀美，气机宣畅，使阳气宣发自如，精神外向，对外界事物有浓厚的兴趣，这就是适应夏季的季节特性，保护长养之气的养生方法。如果违逆了夏长之气，便会损伤心脏，提供给秋收之气的条件不足，到秋季就会发生疟疾之类的疾病，到了冬季也容易加重。

[原文] 秋三月，此谓容平，天气以急，地气以明，早卧早起，与鸡俱兴，使志安宁，以缓秋刑，收敛神气，使秋气平，无外其志，使肺气清，此秋气之应，养收之道也。逆之则伤肺，冬为飧泄，奉藏者少。

冬三月，此谓闭藏。水冰地坼，无扰乎阳，早卧晚起，必待日光，使志若伏若匿，若有私意，若

已有得，去寒就温，无泄皮肤，使气亟夺。此冬气
之应，养藏之道也。逆之则伤肾，春为痿厥，奉生
者少。

[白话解] 秋季的三个月，自然界呈现出丰收
而平定的景象。天高风急，地气清肃。人们应该早
睡早起，与鸡的活动时间相仿，保持神志安定平静，
可以减缓秋季肃杀之气对人体的影响，收敛思绪与
情志，避免神志外驰，以适应秋气容平的特性，保
持肺气的清肃功能，这就是适应秋季的特性而保养
人体收敛之气的养生方法。如果违逆了秋收之气，
就会伤及肺脏，使提供给冬藏之气的条件不足，到
了冬季就要发生腹泻病。

冬季的三个月，是生机潜伏、万物蛰藏的季节。
天气寒冷，结水成冰，大地开裂，此时，应减少活
动，不要扰动体内的阳气。人们应该早睡晚起，一
定要等阳光照耀时再起床为好，使自己的情志也伏
藏、隐匿起来，安静自若，深藏不露，如同将秘密
封存起来，严守而不外泄，又如同得到了渴望得到
的东西，把它密藏起来一样。在冬季，要躲避寒冷，

注意保暖，不要使皮肤的汗毛孔张开而使阳气散失，这样才能适应冬季的季节特性，从而获得保养人体闭藏功能的养生方法。如果违逆了冬季的闭藏之气，就要损伤肾脏，使提供给春天的生发之气不足，春天就会发生痿和厥一类的疾病。

[原文] 天气清净光明者也，藏德不止，故不下也。天明则日月不明，邪害空窍，阳气者闭塞，地气者冒明，云雾不精，则上应白露不下。交通不表，万物命故不施，不施则名木多死。恶气不发，风雨不节，白露不下，则菀槁不荣。贼风数至，暴雨数起，天地四时不相保，与道相失，则未央绝灭。惟圣人从之，故身无奇病，万物不失，生气不竭。

逆春气，则少阳不生，肝气内变。逆夏气，则太阳不长，心气内洞。逆秋气，则太阴不收，肺气焦满。逆冬气，则少阴不藏，肾气独沉。

[白话解] 天气是清净光明的，它推动宇宙万物运动变化的力量是隐藏而不外露的，正是因为它运行不息，含蓄不露，才会永生不灭，亘古不衰。如果这种力量没有蕴藏而是过分显露，就会使日月

昏暗，失去光辉，使阴霾邪气侵害山川。阳气闭塞不通，大地昏蒙不明，云雾弥漫，日色无光，正常的雨露不能按时而下。地气不升，天气不降，阴阳上下无以交通，万物的生命难以延续。这样，即使是高大的树木也会死亡。恶劣的气候发作，风雨无时，雨露当降而不降，草木不得滋润，茂盛的禾苗也会枯槁不荣。邪风频至，暴雨不时而作，自然界四时的变化失去了秩序，破坏了万物正常的生长规律，使得万物的生命未到一半就中途死亡了。只有圣人能够适应自然变化，注重养生之道，所以不会发生疾病，如果自然万物也不失规律，能够适应这种变化，那么他们的生命也不会枯竭。

少阳为春季阳气，如果违背了春生的这种特性，人体内少阳之气就不能生发，以致肝气抑郁而发生病变。太阳为夏季阳气，如果违背了夏长的这种特性，人体内太阳之气就不能旺盛，以致心气内虚而发生病变。太阴是秋季阴气，如果违背了秋收的这种特性，体内的太阴之气就不能收敛，以致邪热灼肺而出现胸闷喘息的病变。少阴为冬季阴气，如果违背了冬藏的这种特性，少阴之气就不能潜藏，以致肾气不蓄而出现注泄等病变。

[原文] 夫四时阴阳者，万物之根本也。所以圣人春夏养阳，秋冬养阴，以从其根，故与万物沉浮于生长之门。逆其根，则伐其本，坏其真矣。故阴阳四时者，万物之终始也，生死之本也，逆之则灾害生，从之则苛疾不起，是谓得道。道者，圣人行之，愚者佩之。

从阴阳则生，逆之则死，从之则治，逆之则乱。反顺为逆，是谓内格。是故圣人不治已病治未病，不治已乱治未乱，此之谓也。夫病已成而后药之，乱已成而后治之，譬犹渴而穿井，斗而铸锥，不亦晚乎！

[白话解] 四时阴阳之气的变化，是万物生命的根本。所以，圣人在春夏两季保养阳气以适应生、长的需要，在秋冬两季保养阴气以适应收、藏的需要，顺从了生命发展的根本规律，能够同自然界的万物一样，在四时阴阳变化的环境之中，维持正常的生命活动。如果违背了这个规律，就会克伐生命

力，破坏身体的真气。因此，四时阴阳之气的变化，是万物生、长、收、藏的根本，也是万物盛衰存亡的根本。如果违逆了它，就会产生灾害；若顺从了它，则不会发生重病，这样就是懂得养生之道了。对于养生之道，圣人能够加以实行，而愚笨的人则时常背道而驰。

　　顺从阴阳的变化规律，便可以生存，违背了这一规律，则会患病，甚至导致死亡。顺从阴阳的变化规律，生命活动就能正常，违逆了它，就会发生混乱，出现人体内的功能与外在环境的阴阳变化相互格拒这种情况，可称之为内格。所以圣人不会等到疾病发生了再去治疗，而是在疾病尚未出现之时就加以防治。犹如治理国家一样，不要等到乱事已经发生再去平定，而是在出现动乱之前就妥善处理，以防止动乱的发生，说的就是这个道理。如果等到疾病已经发生，然后再去治疗，或者国家已经发生动乱，然后再去治理，这就如同感到口渴了才去挖井，战争已经发生了才去制造兵器，岂不是太晚了吗！

生气通天论篇第三

[原文] 黄帝曰：夫自古通天者，生之本，本于阴阳。天地之间，六合之内，其气九州、九窍、五脏、十二节，皆通乎天气。其生五，其气三，数犯此者，则邪气伤人，此寿命之本也。

苍天之气，清净则志意治，顺之则阳气固，虽有贼邪，弗能害也，此因时之序。故圣人传精神，服天气，而通神明。失之则内闭九窍，外壅肌肉，卫气解散，此谓自伤，气之削也。

[白话解] 黄帝说：自古以来，都认为人的生命活动与自然界是密切关联的，生命的根本源于天地之间的阴阳之气。天地之间，四方上下之内，无论是九州大地，还是人体的九窍、五脏、十二关节，都与自然界天地之气相通。天地阴阳之气相互交通、变化而产生了木、火、土、金、水五行，又根据阴阳二气的盛衰消长的不同，分出三阴三阳。如果经常违背自然界的三阴三阳之气和五行的变化规律，

邪气就会伤害人体。因此，适应自然变化的规律是
健康长寿的根本。

自然界的阴阳之气清净平和，就会使人的精神
安定，心情舒畅，如果顺应阴阳之气的变化，就可
以使阳气充足，固守于外，即使有贼风邪气，也难
以侵犯人体，这是因为人体顺应了四时气候变化的
规律。所以，圣人能够调摄精神，使精神专一，并
且顺应自然之气变化的规律，通达阴阳变化的道理。
如果违背这一原则，在内可使人体九窍闭塞不通，
于外可使肌肉壅滞，卫气涣散不固。这是由于人们
没有遵从自然变化规律，使阳气受到削弱的缘故，
故称之为"内伤"。

[原文] 阳气者，若天与日，失其所，则折寿
而不彰，故天运当以日光明。是故阳因而上，卫外
者也。

因于寒，欲如运枢，起居如惊，神气乃浮。因
于暑，汗，烦则喘喝，静则多言，体若燔炭，汗出
而散。因于湿，首如裹，湿热不攘，大筋软短，小
筋弛长，软短为拘，弛长为痿。因于气，为肿，四

维相代，阳气乃竭。

[白话解] 人身的阳气，就像天上的太阳一样，如果太阳不能正常运行，自然界的万物都会消亡，如果人体内的阳气失常，就会减短寿命或夭折，生命功能也会削弱。所以，天体的正常运行，万物的生长发育，离不开太阳提供的光明和热量，而人体阳气的作用，也如同太阳一般，具有向上向外的作用，以保护体表，抵御外邪的侵犯。

如果处于冬季，感受了寒邪，人体的阳气应该如同户轴在门臼中转动一样活动于体内。如果生活起居的规律失常，就会扰动阳气，使神气不能内守而浮越于外。感受了暑邪，就会出现多汗、烦躁不安，甚至呼吸喘促气粗的表现，如果暑热之气内攻，影响神明，身形虽不烦躁，但会出现多言多语，若身体高热像炽热的炭火一样，采取令其出汗的治疗方法，使邪气随汗而出，则热自然就消散了。感受湿邪，头部像是有东西包裹一样沉重。如果湿热邪气相兼且长时间不能祛除，就会使筋脉受到伤害，出现筋脉短缩不伸而造成肢体关节拘挛，或松弛不收而造成肢体关节痿软不能随意活动。感受了风邪，就会引起浮肿。以上的寒、湿、暑、风四种邪气交替伤害人体，就会导致阳气衰竭。

[原文] 阳气者，烦劳则张，精绝，辟积于夏，使人煎厥。目盲不可以视，耳闭不可以听，溃溃乎若坏都，汩汩乎不可止。

阳气者，大怒则形气绝，而血菀于上，使人薄厥。有伤于筋，纵，其若不容，汗出偏沮，使人偏枯。汗出见湿，乃生痤痱。高粱之变，足生大丁，受如持虚。劳汗当风，寒薄为皶，郁乃痤。

[白话解] 人体过度劳累，体内的阳气就会亢盛而外张，使得阴精逐渐耗竭。如果长期如此，阳气会越来越亢盛，而阴气则会越来越亏虚，到夏季暑热之时，自然界的阳气助使人体内的阳气更加亢盛，进一步煎熬阴精，最终会使人发生厥病，表现为眼睛昏蒙看不见东西，耳朵闭塞听不到声音，病势危急的时候，就像决堤的水流，汹涌不止，一发不可收拾。

人的阳气，在大怒时，会亢逆上冲，血液会随着阳气的上逆而郁积于人体头部，与身体其他部位阻隔不通，使人发生厥病。如果损伤筋脉，则使筋脉松弛无力，不能随意运动。如果半身出汗，而另半身无汗，日久之后就可能发生半身不遂的偏枯病。出汗的时候，汗孔张开，遇到湿邪的侵袭，就容易生成小的疖疮或痱子。经常偏食肥甘厚味的人，则易发生疔疮，这种人得病就如同拿着空的容器盛纳东西一样容易。在劳动出汗时，感受了风寒之邪，寒气郁闭体表阳气，会形成酒渣鼻，或郁积日久化热，使面部生痤疮。

[原文] 阳气者，精则养神，柔则养筋。开阖不得，寒气从之，乃生大偻。陷脉为瘘，留连肉腠，俞气化薄，传为善畏，及为惊骇。营气不从，逆于肉理，乃生痈肿。魄汗未尽，形弱而气烁，穴俞以闭，发为风疟。故风者，百病之始也，清静则肉腠闭拒，虽有大风苛毒，弗之能害，此因时之序也。

[白话解] 人体的阳气，既可温养精神，使精神聪慧，又能温养筋脉，使诸筋柔韧灵活。汗孔的开闭调节失常，寒气就会乘机侵入，进一步损伤阳

气，致筋脉拘急，屈伸不利，造成身体伛偻不能直立。寒气深陷血脉之中，使气血不通而郁积，久之形成瘘疮。留滞在肌肉腠理之间，通过腧穴侵入体内，而影响五脏，损伤神志，出现恐惧和惊骇的症状。由于寒气的郁积，使营气不能正常运行，阻滞于肌肉之间，就会发生痈肿。人体汗出的时候，皮肤汗孔疏松，形体与阳气都会被削弱，如果风寒侵袭，腧穴闭阻，致使邪气留于体内，就会发生寒热交迫的风疟病。所以，风邪是引起各种疾病的原因。但是，只要遵循精神安定和劳逸适度的养生原则，就能够抵抗外邪的侵袭，虽有风邪、毒邪的侵袭，也不会受到伤害，这正是顺应四时阴阳变化的规律，保养阳气的结果。

[原文] 故病久则传化，上下不并，良医弗为。故阳畜积病死，而阳气当隔，隔者当泻，不亟正治，粗乃败之。故阳气者，一日而主外，平旦人气生，日中而阳气隆，日西而阳气已虚，气门乃闭。是故暮而收拒，无扰筋骨，无见雾露，反此三时，形乃困薄。

岐伯曰：阴者，藏精而起亟也；阳者，卫外而为固也。阴不胜其阳，则脉流薄疾，并乃狂。阳不胜其阴，则五脏气争，九窍不通。是以圣人陈阴阳，筋脉和同，骨髓坚固，气血皆从。如是则内外调和，邪不能害，耳目聪明，气立如故。

[白话解] 疾病久而不愈，邪气留于体内，就会发生传变并进一步加重，如果到了上下不通、阴阳阻隔的时候，即使遇到很高明的医生，也无能为力了。所以，阳气过分蓄积，导致上下不通，也是死证。当阳气蓄积，阻隔不通时，应采用通泻的方法治疗，如果没有迅速采取正确的治疗，而被医术低劣的医生耽误病情，就会导致死亡。因此，人身的阳气，白天运行于体表，早晨的时候，阳气开始生发，到了中午，阳气最为旺盛，太阳西落的时候，体表的阳气逐渐减少，汗孔也开始闭合。所以，到了晚上，阳气收敛，拒守于体内，这时就不要扰动筋骨，也不要接触雾露。如果违反了一天之内这三个时间的阳气活动规律，就会遭到邪气侵扰，使身体憔悴衰弱，而产生疾病。

岐伯说：人体的阴精藏于体内，并不断地充养着外部的阳气；阳气卫护体表，使阴精内守而不外泄。如果阴不胜阳，阳气亢盛，就会逼迫血脉，使血流急迫，假如再感受热邪，阳气更盛，则会引起发狂。如果阳不胜阴，阴气亢盛，就会使五脏之气不调，以致九窍闭塞不通。所以，圣人能够调和阴阳，使阴阳平衡，从而达到筋脉调和，骨髓坚固，血气畅顺。这样，人体内外协调统一，邪气不能侵害身体，使人耳聪目明，气机运行正常。

[原文] 风客淫气，精乃亡，邪伤肝也。因而饱食，筋脉横解，肠澼为痔。因而大饮，则气逆。因而强力，肾气乃伤，高骨乃坏。

凡阴阳之要，阳密乃固，两者不和，若春无秋，若冬无夏。因而和之，是谓圣度。故阳强不能密，阴气乃绝。阴平阳秘，精神乃治，阴阳离决，精气乃绝。

[白话解] 风邪侵犯人体，邪气由体表入里，伤及阴精，使阴精损伤，这是由于风邪伤肝所致；如果饮食过饱，损伤肠胃，影响脾胃升降气机，会

使筋脉发生弛纵，出现痢疾或痔疮；如果饮酒过量，会造成气机上逆；如果疲劳过度或房事不节，会损伤肾气，腰部脊柱骨也会受到损伤。

凡阴阳协调的关键，以阳气致密于外最为重要。阳气致密，阴气才能固守于内。如果阴阳之气不相协调，就像一年之中，只有春天而没有秋天，只有冬天而没有夏天一样。因此，维持阴阳的协调平衡，是养生保健最好的法则。所以，若阳气过于亢盛，不能固密于外，使内在阴气损伤，则阴气竭绝。只有阴气和平内守，阳气固密外守，人的精神才会平和旺盛。如果阴阳相互分离，不能协调相交，人的精气也会随之竭绝，使生命终止。

[原文] 因于露风，乃生寒热。是以春伤于风，邪气留连，乃为洞泄；夏伤于暑，秋为痎疟；秋伤于湿，上逆而咳，发为痿厥；冬伤于寒，春必温病。四时之气，更伤五脏。

阴之所生，本在五味；阴之五宫，伤在五味。是故味过于酸，肝气以津，脾气乃绝；味过于咸，大骨气劳，短肌，心气抑；味过于甘，心气喘满，色黑，肾气不衡；味过于苦，脾气不濡，胃气乃厚；味过于辛，筋脉沮弛，精神乃央。是故谨和五味，骨正筋柔，气血以流，腠理以密，如是则骨气以精。谨道如法，长有天命。

[白话解] 由于感受了外邪的侵袭，则会产生寒热的疾病。春天伤于风邪，邪气留滞，到了夏天，可能会出现较剧烈的腹泻病；夏天感受暑邪，到了秋天，可能会发生疟疾之类的疾病；秋天感受湿邪，邪气上逆犯肺，可能会引发咳嗽，或者发展成为痿厥之类的疾病；冬天伤于寒气，寒邪郁积，到了春季，可以发生温病。四时之气失常，产生邪气，交替伤害人体五脏。

人体阴精的产生，来源于饮食五味；但是，贮藏阴精的五脏，也会因五味太过而受到伤害。所以过食酸味的食物，会使肝气亢盛，克伤脾土，进而使脾气衰竭；过食咸味的食物，会损伤骨骼，使肌肉软弱无力，亦会导致水气凌心，使心气抑郁；过食甜味的食物，会引起心胸满闷，气逆作喘，面色发黑，肾气失去平衡；过食苦味的食物，使脾气过

燥而不濡润，使胃部气滞，发生胀满；过食辛味的
食物，使筋脉损伤而变得松弛不能伸缩，精神萎靡
不振。因此，谨慎地调整饮食五味，使五味调配得
当，这样会使骨骼强健，筋脉柔和，气血通畅，肌
肉丰满，腠理致密，身体强壮健康。所以，重视养
生之道，按正确的养生方法调和五味，就可以享受
自然赋予的寿命。

金匮真言论篇第四

[原文] 黄帝问曰：天有八风，经有五风，何谓？岐伯对曰：八风发邪以为经风，触五脏，邪气发病。所谓得四时之胜者，春胜长夏，长夏胜冬，冬胜夏，夏胜秋，秋胜春，所谓四时之胜也。

东风生于春，病在肝，俞在颈项；南风生于夏，病在心，俞在胸胁；西风生于秋，病在肺，俞在肩背；北风生于冬，病在肾，俞在腰股；中央为土，病在脾，俞在脊。

[白话解] 黄帝问道：自然界有八风，而人体经脉受邪，有五风病变的说法，这是为什么呢？岐伯回答：自然界的八风，如果太过或不及，就可能成为致病邪气，侵犯人体经脉，产生经脉的风病，进而侵害五脏，使五脏发生病变。一年四时的气候之间有相克关系，如春能胜长夏，长夏能胜冬，冬能胜夏，夏能胜秋，秋能胜春，这就是四时相胜的规律。

东风常发于春季，疾病多发生在肝脏，肝经的经气输注于颈项部，所以肝的气血盛衰可以在颈项部反映出来；南风常发于夏季，疾病多发生在心脏，心经的经气输注于胸胁，所以心的气血盛衰情况常在胸胁部反映出来；西风常发于秋季，疾病多发生在肺脏，肺经的经气输注于肩背，所以肺的气血盛衰可以在肩背部反映出来；北风常发于冬季，疾病多发生在肾脏，肾经的经气输注于腰股，所以肾的气血盛衰情况可以在腰股部反映出来；长夏季节和中央的方位在五行中属土，疾病多发生在脾脏，脾经的经气输注于脊背，所以脾脏的气血盛衰可以反映在脊背部。

[原文] 故春气者病在头，夏气者病在脏，秋气者病在肩背，冬气者病在四肢。故春善病鼽衄，仲夏善病胸胁，长夏善病洞泄寒中，秋善病风疟，冬善病痹厥。故冬不按蹻，春不鼽衄，春不病颈项，仲夏不病胸胁，长夏不病洞泄寒中，秋不病风疟，冬不病痹厥、飧泄而汗出也。夫精者，身之本也。故藏于精者，春不病温。夏暑汗不出者，秋成风疟。

此平人脉法也。

故曰：阴中有阴，阳中有阳。平旦至日中，天之阳，阳中之阳也；日中至黄昏，天之阳，阳中之阴也；合夜至鸡鸣，天之阴，阴中之阴也；鸡鸣至平旦，天之阴，阴中之阳也。故人亦应之。

[白话解] 所以，春季邪气伤人，症状多表现在头部，夏季邪气伤人，疾病部位多在心脏，秋季邪气伤人，症状往往出现在肩背部，冬季邪气伤人，疾病多发生在四肢。春天容易发生鼻塞、鼻中出血，夏天多发生胸胁部的疾患，长夏易患里寒所致的腹泻病，秋天则多发生风疟病，冬天易发生痹病和厥病。如果冬天不做按跷等扰动阳气的活动，那么来年春天就不会发生鼻塞、鼻中出血和颈项部的疾病，夏天就不会发生胸胁的疾患，长夏就不会出现腹泻一类的里寒病，秋天就不会发生风疟病，冬天也不会发生痹病、厥病、飧泄、汗出过多等疾病。阴精是人体的根本，所以使阴精内藏而不妄泄，春天就不会发生温热病。夏季气候炎热，如果不能正常排汗散热，到秋天就会发展成为风疟病。这是诊察普

通人四时疾病的一般规律。

所以说，阴阳之中，还可以再分阴阳。比如，白天为阳，从天亮到中午，为阳中之阳；从中午到黄昏，为阳中之阴；黑夜为阴，从天黑到鸡鸣，为阴中之阴；从鸡鸣到天亮，为阴中之阳。人的情况也与此相对应。

[原文] 夫言人之阴阳，则外为阳，内为阴。言人身之阴阳，则背为阳，腹为阴。言人身之脏腑中阴阳，则脏者为阴，腑者为阳。肝、心、脾、肺、肾五脏皆为阴，胆、胃、大肠、小肠、膀胱、三焦六腑皆为阳。所以欲知阴中之阴、阳中之阳者何也？为冬病在阴，夏病在阳，春病在阴，秋病在阳，皆视其所在，为施针石也。故背为阳，阳中之阳，心也；背为阳，阳中之阴，肺也；腹为阴，阴中之阴，肾也；腹为阴，阴中之阳，肝也；腹为阴，阴中之至阴，脾也。此皆阴阳、表里、内外、雌雄相输应也。故以应天之阴阳也。

[白话解] 如果以整个人体来划分阴阳的话，那么外部属阳，内部属阴；如果以躯干划分阴阳的

话，则背部为阳，腹部为阴；如果将脏腑划分阴阳，则肝、心、脾、肺、肾五脏属阴，胆、胃、大肠、小肠、膀胱、三焦六腑属阳。为什么要懂得阴阳之中复有阴阳的道理呢？这是因为诊断和治疗疾病需要，如冬季病在阴，夏季病在阳，春季病在阴，秋季病在阳，治疗时根据不同的部位以及阴阳的变化，合理运用针刺或砭石施治。所以，背部属阳，阳中之阳为心，阳中之阴为肺；腹部属为阴，阴中之阴为肾，阴中之阳为肝，阴中之至阴为脾。以上这些都是人体阴阳、表里、内外、雌雄相互联系又相互对应的关系，所以人与自然界的阴阳是相对应的。

[原文] 帝曰：五脏应四时，各有收受乎？

岐伯曰：有。东方青色，入通于肝，开窍于目，藏精于肝，其病发惊骇，其味酸，其类草木，其畜鸡，其谷麦，其应四时，上为岁星，是以春气在头也，其音角，其数八，是以知病之在筋也，其臭臊。

南方赤色，入通于心，开窍于耳，藏精于心，故病在五脏，其味苦，其类火，其畜羊，其谷黍，其应四时，上为荧惑星，是以知病之在脉也，其音徵，其数七，其臭焦。

[白话解] 黄帝问：我们知道了五脏与自然界的四时相应，除此之外它们各自还有其他相类似的事物可以归纳起来吗？

岐伯答：有。比如东方和青色，与肝相通，肝与九窍中的两目最为密切，精气内藏于肝，发病常表现为惊骇，在五味为酸，与草木同类，在五畜为鸡，在五谷为麦，四时中与春季相应，在天体与岁星相应。因为春天阳气上升，所以疾病多发于头部；在五音为角，其成数为八，又由于肝主筋，所以肝有病时，也会累及筋；在嗅味为臊。

南方和赤色，与心相通，心与九窍中的耳关系最为密切，精气内藏于心，因为心为五脏之主，所以心病可以影响到五脏；在五味为苦，五行中与火相类，在五畜为羊，在五谷为黍，四时中与夏季相应，在天体与荧惑星相应；因为心主血脉，所以夏季患病多发生在脉；在五音为徵，其成数为七，在嗅味为焦。

[原文] 中央黄色，入通于脾，开窍于口，藏

精于脾，故病在舌本，其味甘，其类土，其畜牛，其谷稷，其应四时，上为镇星，是以知病之在肉也，其音宫，其数五，其臭香。

西方白色，入通于肺，开窍于鼻，藏精于肺，故病在背，其味辛，其类金，其畜马，其谷稻，其应四时，上为太白星，是以知病之在皮毛也，其音商，其数九，其臭腥。

[白话解] 中央黄色，与脾相通，脾与九窍中的口关系最为密切，精气内藏于脾，脾的经脉与舌根相连，所以脾病可反映在舌体；在五味为甘，脾在五行中与土相类，在五畜为牛，在五谷为稷，四时中与长夏相应，在天体为镇星；因为脾有主管肌肉的功能，所以他的疾病多发生在肌肉；在五音为宫，其生数为五，在嗅味为香。

西方白色，与肺相通，肺与九窍中的鼻最为密切，精气内藏于肺，所以肺病可反映在背部；在五味为辛，五行与金相通，在五畜为马，在五谷为稻，四时与秋季相应，在天体为太白星；因为肺有主管皮毛的功能，所以疾病多发生在皮毛；在五音为商，其成数为九，在嗅味为腥。

[原文] 北方黑色，入通于肾，开窍于二阴，藏精于肾，故病在溪，其味咸，其类水，其畜彘，其谷豆，其应四时，上为辰星，是以知病之在骨也，其音羽，其数六，其臭腐。

故善为脉者，谨察五脏六腑，一逆一从，阴阳、表里、雌雄之纪，藏之心意，合心于精。非其人勿教，非其真勿授，是谓得道。

[白话解] 北方和黑色，与肾相通，肾与九窍中的前后二阴关系最为密切，精气内藏于肾，由于肾主骨，所以疾病多发生在与骨相连的较小肌肉和肌肉会合的部位；在五味为咸，在五行为水类，在五畜为猪，在五谷为豆，四时与冬季相应，在天体为辰星；肾脏的疾病多累及骨；在五音为羽，其成数为六，其嗅味为腐。

所以，善于诊治疾病的医生，能够谨慎细心地审查病人五脏六腑的变化，判断疾病的预后情况，综合阴阳、表里、脏腑、雌雄与人体的关系，并进行归纳，将这些精深的道理铭记心中。这些诊断疾

病的道理十分宝贵，对于那些不具备高尚品德的人，不要传授给他们，而对于应该接受教导的人，要把全部的医学知识传授给他，这才是对医学事业做出了真正的贡献。

阴阳应象大论篇第五

[原文] 黄帝曰：阴阳者，天地之道也，万物之纲纪，变化之父母，生杀之本始，神明之府也。治病必求于本。

故积阳为天，积阴为地。阴静阳躁，阳生阴长，阳杀阴藏。阳化气，阴成形。寒极生热，热极生寒，寒气生浊，热气生清。清气在下，则生飧泄；浊气在上，则生䐜胀。此阴阳反作，病之逆从也。

[白话解] 黄帝说：阴阳，是自然界的一般规律，是一切事物的纲领，万物变化的起源，也是其生发、发展和灭亡的根本，自然界一切事物都是在阴阳对立统一的变化中体现出来的，所以诊断治疗疾病一定要从阴阳变化这一根本规律着手。

清阳之气聚于上，而为天，浊阴之气积于下，而为地。安静属阴，而躁动属阳；阳主生发，阴主生长；阳主肃杀，阴主收藏。阳主动，所以可以化生为气，阴主收敛，所以可以构成形体。阴阳在一定条件下可以相互转化，比如寒到极点可以转化成热，热到极点可以转化成寒。寒气收敛，能产生浊阴，热气发散，能产生清阳。人体的清阳之气应升不升而在下，就会发生完谷不化的泄泻。浊阴之气应降不降而在上，就会发生胸膈胀满。这就是阴阳失常之后引起人体产生疾病的原因。

[原文] 故清阳为天，浊阴为地；地气上为云，天气下为雨；雨出地气，云出天气。故清阳出上窍，浊阴出下窍；清阳发腠理，浊阴走五脏；清阳实四支，浊阴归六腑。

水为阴，火为阳，阳为气，阴为味。味归形，形归气，气归精，精归化，精食气，形食味，化生精，气生形。味伤形，气伤精，精化为气，气伤于味。阴味出下窍，阳气出上窍。味厚者为阴，薄为阴之阳。气厚者为阳，薄为阳之阴。味厚则泄，薄则通。气薄则发泄，厚则发热。壮火之气衰，少火之气壮。壮火食气，气食少火。壮火散气，少火生气。气味辛甘发散为阳，酸苦涌泄为阴。

[白话解] 所以大自然的清阳之气升腾而为天，

浊阴之气下降凝聚而为地。地气蒸发上升为云，天气凝聚下降为雨；雨水是地气上升之云转变而成的，云则是由天气蒸发水气而成的。人体的变化也是这样，清阳之气从上窍而出，如呼吸、声音、视觉、听觉等，都要依靠清阳之气；浊阴之气从下窍而出，如二便等排出体外；清阳之气发泄于皮肤和腠理，厚浊的阴精分别贮藏于五脏；清阳之气充实于四肢，饮食物则归入六腑。

水火分为阴阳，水性寒凉而润下，则属阴，火性温热而炎上，则属阳。以药物与饮食的气味分阴阳，则气属于阳，味属于阴。药物与饮食五味可以滋养形体，而形体又依赖于元气的充养，药物与饮食之气生成人体的阴精，而阴精又是由气化而产生的。也就是说，阴精吸收着饮食中的气，形体取养于饮食中的味；通过气化能将饮食的精华转变为阴精，再经过气化作用滋养形体。如果饮食不节，则会损伤形体，也可以使精气耗伤；阴精可化生人体的元气，但元气也可因为药物或饮食不节而受损伤。味属于阴，饮食的糟粕由下窍排出；气属于阳，轻清的阳气升发于上窍。味之厚者为纯阴，味之薄者，属阴中之阳。气之厚者为纯阳，气之薄者，属阳中之阴。味厚纯阳者，可以泄下，味薄则可通利。气薄者可有宣发清泄作用，气厚者则能发热。气味醇厚的药物能使人体正气衰弱，气味温和的药物能使人体正气充足。所以，大热的药物消耗人体正气，正气需要温和的药物来补养。也就是说，亢盛的阳气同样会消耗正气，温和的阳气可以补养正气。气味辛甘而具有发散作用的药物，属于阳；气味酸苦而具有涌泄作用的药物，属于阴。

[原文] 阴胜则阳病，阳胜则阴病。阳胜则热，阴胜则寒。重寒则热，重热则寒。寒伤形，热伤气。气伤痛，形伤肿。故先痛而后肿者，气伤形也；先肿而后痛者，形伤气也。

风胜则动，热胜则肿，燥胜则干，寒胜则浮，湿胜则濡泻。天有四时五行，以生长收藏，以生寒暑燥湿风。人有五脏化五气，以生喜怒悲忧恐。故喜怒伤气，寒暑伤形。暴怒伤阴，暴喜伤阳。厥气上行，满脉去形。喜怒不节，寒暑过度，生乃不固。

故重阴必阳，重阳必阴。故曰：冬伤于寒，春必温病；春伤于风，夏生飧泄；夏伤于暑，秋必痎疟；秋伤于湿，冬生咳嗽。

[白话解] 如果阴气偏盛则会损伤阳气；阳气偏盛则会损伤阴气。阳气偏盛则表现为热性病证，阴气偏盛则表现为寒性病证。寒到极点可以转变为热，热到极点可转变为寒。寒能伤人的形体，热能伤人身之气；气受伤，可以产生疼痛的症状；形体受伤，可发生肿胀。所以，先痛而后肿的，是气先伤而形体后伤；先肿而后痛的，是形体先病而气后病。

风邪太过，则能引发肢体痉挛动摇；热邪太过，则能导致红肿热痛；燥气太过，则伤害人体津液，出现干枯的症状；寒气太过，则会发生浮肿；湿气太过，则能引起大便泄泻不爽的症状。自然界有四时交替的变化，有木、火、土、金、水五行生克的变化，产生了寒、暑、燥、湿、风的气候更替，形成了万物生、长、化、收、藏的规律。人体有肝、心、脾、肺、肾五脏，五脏之气化生五志，产生了喜、怒、悲、忧、恐五种不同的情志活动。喜怒等情志变化，可以伤人五脏之气，寒暑等气候的变化，可以伤人体之形。暴怒伤人体之阴，暴喜伤人体之阳气。若气机逆乱而上行，充满经脉，导致阳气脱离形体而散失，出现昏厥或死亡。所以喜怒不加以节制，寒暑不善于调摄，生命就不能强固。阴极可以转化为阳，阳极可以转化为阴。所以冬季感受寒邪，春天就容易发生温病；春天感受风邪，夏季就容易发生腹泻；夏季感受暑邪，秋天就容易发生疟疾；秋季感受湿邪，冬天就容易发生咳嗽。

[原文] 帝曰：余闻上古圣人，论理人形，列别脏腑，端络经脉，会通六合，各从其经；气穴所发，各有处名；溪谷属骨，皆有所起；分部逆从，各有条理；四时阴阳，尽有经纪，外内之应，皆有表里。其信然乎？

岐伯对曰：东方生风，风生木，木生酸，酸生肝，肝生筋，筋生心，肝主目。其在天为玄，在人为道，在地为化。化生五味，道生智，玄生神，神在天为风，在地为木，在体为筋，在脏为肝，在色为苍，在音为角，在声为呼，在变动为握，在窍为目，在味为酸，在志为怒。怒伤肝，悲胜怒；风伤筋，燥胜风；酸伤筋，辛胜酸。

[白话解] 黄帝问道：我听说远古时代的圣人，研究人体的形态，辨别内在的脏腑，了解经脉的分布，把十二经脉分为表里相合的六对，并辨别其循行路线；气穴的出处，各有名称；肌肉以及关节，各有其起点；分属部位或逆或顺，各有条理；四时阴阳的变化，都有一定规律；外界环境与人体内部相关联，也都有表里相合的关系。以上这些说法都正确吗？

岐伯回答：东方是风气生发的地方，风气产生木气，促进草木生长，木气能生酸味，酸味能滋养肝气，肝气又能滋养筋脉，筋脉柔和又能生养心脏，肝与目有密切关系，所以说肝主管目。五行的变化在自然界是深远微妙而无穷的，在人表现为认识事物的规律，在地表现为万物的生化。生化能产生一切事物；认识了事物的规律，就能产生出智慧；深远无边的宇宙，是变化莫测的。变化在天空中为风，在地面上为木，在人体为筋，在五脏为肝，在五色为青，在五音为角，在五声为呼，在疾病症状为抽搐痉挛，在孔窍为目，在五味为酸，在情志为怒。怒气伤肝，悲能抑制怒；风邪能伤筋，燥气能够抑制风气；过食酸味也能伤筋，辛味能抑制酸味。

[原文] 南方生热，热生火，火生苦，苦生心，心生血，血生脾。心主舌。其在天为热，在地为火，在体为脉，在脏为心，在色为赤，在音为徵，在声为笑，在变动为忧，在窍为舌，在味为苦，在志为喜。喜伤心，恐胜喜；热伤气，寒胜热；苦伤气，咸胜苦。

中央生湿，湿生土，土生甘，甘生脾，脾生肉，肉生肺，脾主口。其在天为湿，在地为土，在体为肉，在脏为脾，在色为黄，在音为宫，在声为歌，在变动为哕，在窍为口，在味为甘，在志为思。思伤脾，怒胜思；湿伤肉，风胜湿；甘伤肉，酸胜甘。

[白话解] 南方产生热气，热盛而生火，火热能产生苦味，苦味能滋养心气，心气能生血，血充足，则又能生脾，心与舌有密切关系，所以说心主

管舌。五行的变化在天为暑热，在地为火气，在人体为血脉，在五脏为心，在颜色为赤，在五音为徵，在五声为笑，在疾病症状为忧心忡忡，在孔窍为舌，在五味为苦，在情志为喜。暴喜能伤心，恐惧能抑制喜；热能伤气，寒能抑制热；苦能伤气，咸味能抑制苦味。

中央产生湿气，湿能生土，土气能产生甘味，甘味能滋养脾气，脾气能滋养肌肉，肌肉丰满，肌肉又能养肺，脾与口有密切关系。五行的变化在天为湿气，在地为土气，在人体为肌肉，在五脏为脾，在五色为黄，在五音为宫，在五声为歌，在疾病症状干哕，在孔窍为口，在五味为甘，在情志为思。思虑过度则伤脾，怒气能抑制思虑；湿气能伤肌肉，风气能抑制湿气；甘味能伤肌肉，酸味能抑制甘味。

[原文] 西方生燥，燥生金，金生辛，辛生肺，肺生皮毛，皮毛生肾，肺主鼻。其在天为燥，在地为金，在体为皮毛，在脏为肺，在色为白，在音为商，在声为哭，在变动为咳，在窍为鼻，在味为辛，在志为忧。忧伤肺，喜胜忧；热伤皮毛，寒胜热；

辛伤皮毛，苦胜辛。

北方生寒，寒生水，水生咸，咸生肾，肾生骨髓，髓生肝，肾主耳。其在天为寒，在地为水，在体为骨，在脏为肾，在色为黑，在音为羽，在声为呻，在变动为栗，在窍为耳，在味为咸，在志为恐。恐伤肾，思胜恐；寒伤血，燥胜寒；咸伤血，甘胜咸。

[白话解] 西方产生燥气，燥能生金，金能产生辛味，辛味能滋养肺气，肺气又能滋养皮毛，皮毛润泽则能养肾，肺与鼻有密切关系。五行的变化在天为燥气，在地为金气，在人体为皮毛，在五脏为肺，在五色为白，在五音为商，在五声为哭，在疾病症状为咳嗽，在孔窍为鼻，在五味为辛，在情志为忧。过度忧伤能伤肺，喜能抑制忧；热气能伤皮毛，寒能抑制热；辛味能伤皮毛，苦味能抑制辛味。

北方产生寒气，寒能生水，水气能产生咸味，咸味能滋养肾气，肾气能滋长骨髓，骨髓充满，则又能养肝，肾与耳有密切关系。五行的变化在天为寒气，在地为水气，在人体为骨髓，在五脏为肾，在五色为黑，在五音为羽，在五声为呻，在疾病症状为战栗，在孔窍为耳，在五味为咸，在情志为恐。过度惊恐能伤肾，思能够抑制恐；寒能伤血，燥气能够抑制寒气；咸也能伤血，甘味能抑制咸味。

[原文] 故曰：天地者，万物之上下也；阴阳者，血气之男女也；左右者，阴阳之道路也；水火者，阴阳之征兆也；阴阳者，万物之能始也。故曰：阴在内，阳之守也，阳在外，阴之使也。

帝曰：法阴阳奈何？岐伯曰：阳盛则身热，腠理闭，喘粗为之俯仰，汗不出而热，齿干以烦冤，腹满死，能冬不能夏。阴胜则身寒汗出，身常清，数栗而寒，寒则厥，厥则腹满死，能夏不能冬。此阴阳更胜之变，病之形能也。

[白话解] 所以说：天在上为阳，地在下为阴，万事万物的变化在天地之间；气属阳，血属阴，气与血都是阴阳相互作用而生成的；左与右是阴阳运行不息的道路；水性寒，火性热，是阴阳的象征；总之，阴阳的变化是万物生长的根本。阴阳既是相

互对立的，又是互相为用的，阴气在内，为阳气镇守；阳气在外，为阴气役使。

黄帝问道：如何将阴阳变化的规律运用在医学上呢？岐伯回答：阳气偏盛，则身体发热，腠理紧闭，气粗喘促，呼吸困难，甚至身体俯仰，无汗而发热较甚，牙齿干燥，心中烦闷，如果见到腹部胀满，则是死证，此类病人在冬天尚能支持，而到了夏天就不能耐受了。阴气过盛，则身冷汗出，时常恶寒战栗，甚至手足厥逆，如果见手足厥逆而腹部胀满者，是死证，此类病人在夏天尚能支持，到了冬天就不能耐受了。这就是阴阳偏盛的变化以及疾病的临床表现。

[原文] 帝曰：调此二者奈何？岐伯曰：能知七损八益，则二者可调，不知用此，则早衰之节也。年四十，而阴气自半也，起居衰矣。年五十，体重，耳目不聪明矣。年六十，阴痿，气大衰，九窍不利，下虚上实，涕泣俱出矣。故曰：知之则强，不知则老，故同出而名异耳。智者察同，愚者察异，愚者不足，智者有余，有余则耳目聪明，身体轻强，老

者复壮，壮者益治。是以圣人为无为之事，乐恬憺之能，从欲快志于虚无之守，故寿命无穷，与天地终，此圣人之治身也。

[白话解] 黄帝问道：应该怎样调摄阴阳呢？岐伯回答：如果懂得了七损八益的原则，则人身的阴阳就可以调摄，如果不懂得这个道理，就会发生早衰现象。一般的人，年龄到了四十岁，肾气已经衰减一半，起居动作也渐渐衰退；到了五十岁，身体觉得沉重，耳目也不灵敏了；到了六十岁，阴痿不用，阳气大衰，九窍功能减退，出现下虚上实的现象，会时常流眼泪和鼻涕。所以说：懂得养生调摄的人身体就强健，不懂得养生调摄的人身体就容易衰老；本来是同样的身体，结果却出现了强弱不同的两种情况。懂得养生之道的人，注意人与天地阴阳之气具有协调性；不懂得养生之道的人，只有出现了强壮与衰弱的不同结果时，才知道注意。不善于调摄的人，正气不足；而重视调摄的人，正气旺盛，耳目聪明，精力充沛，身体轻快强健，即使已经年老，仍可以保持身体强壮，而本来身体就强

壮的人，就会更加强健了。所以圣人不做勉强的事情，不胡思乱想，顺其自然，有乐观愉快的态度，过着宁静的生活，使自己的精神保持无忧无虑的境界，所以能够寿命无穷，尽享天年。这是圣人的养生方法。

[**原文**] 天不足西北，故西北方阴也，而人右耳目不如左明也。地不满东南，故东南方阳也，而人左手足不如右强也。

帝曰：何以然？岐伯曰：东方阳也，阳者其精并于上，并于上则上明而下虚，故使耳目聪明而手足不便也。西方阴也，阴者其精并于下，并于下则下盛而上虚，故其耳目不聪明而手足便也。故俱感于邪，其在上则右甚，在下则左甚，此天地阴阳所不能全也，故邪居之。

[**白话解**] 西北方的阳热之气不足，而阴寒之气偏盛，所以说西北方属阴，人也是如此，右侧耳目不及左侧的聪明；东南方的阴寒之气不足，而阳热之气偏盛，所以东南方属阳，人的左手足不及右边的灵活。

黄帝问道：这是什么道理呢？岐伯回答：东方属阳，左亦属阳，是阳气上升的方位，所以人体的精气集合于上部，下部的精气则虚弱，所以左侧耳目聪明但手足不灵活。西方属阴，右亦属阴，是阳气下降的方位，所以人体的下部较盛，上部的精气则虚弱，所以右侧耳目不聪明但手足灵活。虽然左右同样感受了外邪，但在上部则身体的右侧较重，在下部则身体的左侧较重，这是因为天地阴阳之气不能均衡，总会有偏盛或偏衰。同样，人的身体上也有上下、左右的不同，所以邪气就能乘虚而入，停留于体内形成疾病。

[**原文**] 故天有精，地有形，天有八纪，地有五里，故能为万物之父母。清阳上天，浊阴归地，是故天地之动静，神明为之纲纪，故能以生长收藏，终而复始。惟贤人上配天以养头，下象地以养足，中傍人事以养五脏。天气通于肺，地气通于嗌，风气通于肝，雷气通于心，谷气通于脾，雨气通于肾。六经为川，肠胃为海，九窍为水注之气。以天地为之阴阳，阳之汗，以天地之雨名之；阳之气，以天

地之疾风名之。暴气象雷，逆气象阳。故治不法天
之纪，不用地之理，则灾害至矣。

[白话解] 天有无形的精气，地有有形的物质，
能够与天气配合；天有立春、立夏、立秋、立冬、
春分、秋分、夏至、冬至八个节气，地有东、南、
西、北、中五个区域，与天气相配。天地阴阳之气
相互交通，形成了万物。无形的清阳之气上升于天，
有形的浊阴之气下归于地，所以天地的运动与静止，
是由阴阳变化的规律所决定的，且能使万物春生、
夏长、秋收、冬藏，终而复始，循环不休。懂得这
些道理的人，法象天地自然，在上部配合天气以养
头，在下部取象地气以养足，在中部傍合人事以养
五脏。天地间的各种现象与人体各脏腑经络之气相
通应，天的轻清之气通于肺，地的水谷之气通于咽
喉部，风木之气通于肝，雷火之气通于心，山谷之
气通于脾，雨水之气通于肾。人体三阳、三阴六经
经脉运行的气血，犹如地上的河流；肠胃贮藏饮食
水谷，犹如大海；上下九窍为水津之气贯注之处。
如果以天地的阴阳来比类人体，人身的阳气发泄的

汗，犹如天之降雨；人体内的阳气，犹如天地间的疾风，流动不止；人的暴怒之气，犹如天之雷霆；人体中的逆上之气，犹如自然界的阳气向上蒸腾。所以调养身体而不效法于自然的规律，不懂得天有不同的节气，地有不同的地域，就会发生疾病。

[原文] 故邪风之至，疾如风雨，故善治者，治皮毛，其次治肌肤，其次治筋脉，其次治六腑，其次治五脏。治五脏者，半死半生也。故天之邪气，感则害人五脏；水谷之寒热，感则害于六腑；地之湿气，感则害皮肉筋脉。

故善用针者，从阴引阳，从阳引阴，以右治左，以左治右，以我知彼，以表知里，以观过与不及之理，见微得过，用之不殆。

[白话解] 所以外感致病邪气侵袭人体，其速度之快如暴风骤雨，不仅会随时引发疾病，而且病情变化较为迅速。善于治病的医生，能抓住时机，在邪气刚侵入皮毛的时候，就给予治疗；技术较差的医生，在邪气侵入到肌肤时才给予治疗；再差一些的医生，则当邪气侵入筋脉时才给予治疗。更差

一些的医生，待疾病侵入六腑时才给予治疗。最差的医生，直到邪气侵入五脏时才给予治疗。而当邪气深入五脏时，病势已经相当严重了，这时治疗起来会非常困难，治愈的希望也只有一半。所以自然界的邪气侵袭人体，可以伤害五脏；饮食寒热不当，就会损害人的六腑；感受地之湿气，就会伤害皮肉和筋脉。

所以善于用针的医生，能够掌握阴阳的道理，通过针刺阴分而引出阳分的邪气，针刺阳分而引出阴分的邪气；针刺右侧以治疗左侧的疾病，针刺左侧以治疗右侧的疾病，以自己的正常状态来衡量病人的异常状态，通过在表的症状，了解内部的病变；并且判断病性的虚实状况，就能在疾病初起的时候，知道病邪之所在，依此施治，就不会发生错误。

[原文] 善诊者，察色按脉，先别阴阳；审清浊，而知部分；视喘息，听音声，而知所苦；观权衡规矩，而知病所主；按尺寸，观浮沉滑涩，而知病所生。以治无过，以诊则不失矣。

[白话解] 善于诊断疾病的医生，通过诊察病

人的面色和脉象的变化，先辨别疾病的阴阳属性；
审察五色的明润或晦暗，而知道疾病发生的部位；
观察病人的呼吸，听病人发出的声音，可以得知他
的痛苦所在；诊察四时脉象的变化，就能分析疾病
在何脏腑；切按寸口，从其浮、沉、滑、涩，来了
解疾病所产生的原因。这样在诊断上就不会有错误，
治疗也就不会出现过失。

[原文] 故曰：病之始起也，可刺而已；其盛，
可待衰而已。故因其轻而扬之，因其重而减之，因
其衰而彰之。形不足者，温之以气；精不足者，补
之以味。其高者，因而越之；其下者，引而竭之；
中满者，泻之于内。其有邪者，渍形以为汗；其在
皮者，汗而发之；其慓悍者，按而收之；其实者，
散而泻之。审其阴阳，以别柔刚。阳病治阴，阴病
治阳。定其血气，各守其乡，血实宜决之，气虚宜
掣引之。

[白话解] 所以说，在疾病初起的时候，用针
刺方法就可治愈；在病势正盛的时候，要等到病势
稍微衰退后，再行针刺治疗方能取效。如果病情较

轻，可以使用发散轻扬的方法治疗；如果病情较重，可以使用逐渐消减的方法治疗；如果疾病属于正气衰弱的虚证，可以采用补益的方法治疗。如果形体虚弱，要用益气的药物加以温补；如果阴精不足，要用厚味的药物来滋补。如果病位在上，可以用吐法；如果病位在下，可以用泻法、利法；如果病位在中部，出现胀满症状的，可以用辛开苦降的方法；如果邪气在表，可用药汤洗浴的方法，发汗而祛邪；如果邪气在皮毛，可以用汗法发散邪气；如果病势急暴，要察清病情，迅速加以控制；如果疾病属于实证，邪气在表可以用散法，邪气在里可以用泻法。通过审察疾病的阴阳属性，从而分别采用滋补和攻泻的药物治疗。阳病应当治阴，阴病应当治阳。确定病邪在气在血，要防止血病伤气，气病伤血。对于血瘀属实的病证，应当采用刺血疗法；对于气虚不足的病证，应当采用导引疗法。

阴阳离合论篇第六

[原文] 黄帝问曰：余闻天为阳，地为阴，日为阳，月为阴。大小月三百六十日成一岁，人亦应之。今三阴三阳不应阴阳，其故何也？

岐伯对曰：阴阳者，数之可十，推之可百，数之可千，推之可万，万之大不可胜数，然其要一也。天覆地载，万物方生，未出地者，命曰阴处，名曰阴中之阴；则出地者，命曰阴中之阳。阳予之正，阴为之主。故生因春，长因夏，收因秋，藏因冬。夫常则天地四塞。阴阳之变，其在人者，亦数之可数。

[白话解] 黄帝问道：我听说天属阳，地属阴，日属阳，月属阴，大月和小月合起来共三百六十天而成为一年，人体也应当与此相应。但是，人体却称为三阴三阳，和天地阴阳之数不相符合，这是什么道理呢？

岐伯回答：天地阴阳的应用范围极其广泛，阴

57

阳又具有可分性，经过进一步推演，可以由一到十，由十到百，由百到千，由千到万，甚至推演到无穷无尽，然而总的原则仍是阴阳的对立统一。天地之间的阴阳之气相互交通，生成了万物。当万物初生，未长出地面的时候，叫作居于阴处，称之为阴中之阴；如果已经长出地面的，叫作阴中之阳。阳气是万物生发的动力，阴气是万物成形的基础。所以万物的发生，因于春气的温暖；万物的盛长，因于夏气的炎热；万物的收成，因于秋气的清凉；万物的闭藏，因于冬气的寒冷。如果四时阴阳失序，气候变化无常，天地之间生、长、收、藏的变化就要停止。这种阴阳变化的道理，对人来说，也是有一定规律可循的，并且是可以推算出来的。

[原文] 帝曰：愿闻三阴三阳之离合也。岐伯曰：圣人南面而立，前曰广明，后曰太冲。太冲之地，名曰少阴，少阴之上，名曰太阳，太阳根起于至阴，结于命门，名曰阴中之阳。中身而上，名曰广明。广明之下，名曰太阴。太阴之前，名曰阳明。阳明根起于厉兑，名曰阴中之阳。厥阴之表，名曰

少阳。少阳根起于窍阴，名曰阴中之少阳。是故三阳之离合也，太阳为开，阳明为阖，少阳为枢。三经者，不得相失也，搏而勿浮，命曰一阳。

[白话解] 黄帝说：我希望听您讲一讲三阴经与三阳经的离合情况。岐伯说：圣人面向南方站立，南为阳，北为阴，人面向南，所以人体前部为阳，称为广明，人体后面为阴，称为太冲。行于太冲部位的经脉，叫作少阴经，在少阴经上面的经脉，名叫太阳经，太阳经的下端起于足小趾外侧的至阴穴，上端结于目内眦的睛明穴。因为太阳为表，少阴为里，所以称太阳经为阴中之阳。以人体上下部分划分阴阳，上半身属于阳，称为广明，下本身属于阴，称为太阴，太阴经前面的经脉，叫作阳明经，阳明经的下端起于足二趾端的厉兑穴，因为阳明经与太阴经相合，互为表里，所以称阳明经为阴中之阳。厥阴为里，少阳为表，少阳经下端起于足四趾外端的窍阴穴，因少阳居厥阴之表，所以称为阴中之少阳。因此，三阳经的离合情况，分开来说，太阳主表为开，阳明在里为阖，少阳介于表里之间为枢。

但是三者之间是相互紧密联系的，是协调统一的，反映在脉象上表现为搏动有力而不过浮，所以合称为一阳。

[原文] 帝曰：愿闻三阴。岐伯曰：外者为阳，内者为阴，然则中为阴，其冲在下，名曰太阴，太阴根起于隐白，名曰阴中之阴。太阴之后，名曰少阴，少阴根起于涌泉，名曰阴中之少阴。少阴之前，名曰厥阴，厥阴根起于大敦，阴之绝阳，名曰阴之绝阴。是故三阴之离合也，太阴为开，厥阴为阖，少阴为枢。三经者，不得相失也，搏而勿沉，名曰一阴。阴阳𩅓𩅓，积传为一周，气里形表而为相成也。

[白话解] 黄帝说：愿意再听您讲一讲三阴的离合情况。岐伯说：在肢体外侧的经脉属于阳，在肢体内侧的经脉则属于阴，所以在内的经脉称为阴经，行于冲脉上部的经脉称为太阴经，太阴经的下端起于足大指内侧的隐白穴，太阴经又称为阴中之阴。太阴经后面的经脉，称为少阴经，少阴经的下端起于足心的涌泉穴，少阴经为阴中之少阴。少阴

经前面的经脉，称为厥阴经，厥阴经的下端起于足大趾端的大敦穴，由于这条经脉有阴而无阳，所以称之为阴之绝阴。因此，三阴经之离合情况，分开来说，太阴为三阴之表为开，厥阴在里为阖，少阴位于太阴、厥阴之间为枢。但三者之间是紧密联系、协调统一的，反映在脉象上表现为搏动有力而又不过于沉伏，所以三阴合起来称为一阴。阴阳之气，运行不息，递相传注于全身，这样，气运行于里而形立于表，形气二者是相辅相成的。

阴阳别论篇第七

[原文] 黄帝问曰：人有四经十二从，何谓？岐伯对曰：四经应四时，十二从应十二月，十二月应十二脉。

脉有阴阳，知阳者知阴，知阴者知阳。凡阳有五，五五二十五阳。所谓阴者，真脏也，见则为败，败必死也。所谓阳者，胃脘之阳也。别于阳者，知病处也；别于阴者，知死生之期。三阳在头，三阴在手，所谓一也。别于阳者，知病忌时；别于阴者，知死生之期。谨熟阴阳，无与众谋。所谓阴阳者，去者为阴，至者为阳；静者为阴，动者为阳；迟者为阴，数者为阳。

[白话解] 黄帝问道：人有四经十二从，这是什么意思？岐伯回答：四经，是指人体的肝、心、肺、肾与四时的春、夏、秋、冬相应的正常脉象；十二从，是指与十二个月相应的十二经脉。

脉有阴阳之分，了解了什么是阳脉，就能知道什么是阴脉，了解了什么是阴脉，就能知道什么是阳脉。阳脉有五种，分别代表五脏的正常脉象，就是肝脉微弦，心脉微钩，脾脉微缓，肺脉微毛，肾脉微石，五时各有五脏的阳脉，所以五时配合五脏，则为二十五种阳脉。所谓阴脉，是指脉中没有胃气的真脏脉，真脏脉反映五脏中的真气已经暴露出来，出现衰竭之象，就必然会引起死亡。所谓阳脉，就是指脉中有胃气，脉象从容和缓。辨别阳脉的情况，就可以知道疾病发生的部位；辨别真脏脉的情况，就可以推断出死亡的日期。诊察三阳经脉的虚实变化，其部位在颈部的人迎脉，诊察三阴经脉的虚实变化，其部位在手腕部的寸口脉，虽然诊脉的部位不同，但是这两处脉是相互补充、相互统一的。辨别阳脉时，可以根据自然界时令气候的变化规律推断出疾病的轻重变化；辨别阴脉时，可以知道病人的死生日期。谨慎而熟练地辨别阴脉与阳脉，临床应用时就不会出现疑惑而需要同他人商量了。所谓脉象的阴阳，还有其他的含义，脉去时称为阴，脉来时称为阳；脉象沉静属阴，脉象躁动属阳；脉搏频率慢的为阴，脉搏频率快的为阳。

[原文] 凡持真脉之脏脉者，肝至悬绝急，十八日死；心至悬绝，九日死；肺至悬绝，十二日死；肾至悬绝，七日死；脾至悬绝，四日死。

曰：二阳之病发心脾，有不得隐曲，女子不月；其传为风消，其传为息贲者，死不治。

曰：三阳为病发寒热，下为痈肿，及为痿厥腨痛；其传为索泽，其传为颓疝。

曰：一阳发病，少气善咳善泄；其传为心掣，其传为隔。二阳一阴发病，主惊骇背痛，善噫善欠，名曰风厥。二阴一阳发病，善胀，心满善气。三阳三阴发病，为偏枯痿易，四肢不举。

[白话解] 凡是诊脉见到无胃气的真脏脉，如肝脉孤悬，胃气断绝，十八日之后便会死亡；心脉来时胃气断绝，九日之后便会死亡；肺脉来时，胃气断绝，十二日之后便会死亡；肾脉来时，胃气断绝，七日之后便会死亡；脾脉来时，胃气断绝，四日之后便会死亡。

一般地说，阳明经发病，可影响心脾，病人往往会有大小便不通畅的感觉，女子就会出现月经不调，甚至经闭；疾病日久传变，可导致身体发热、瘦削干枯，成为风消病；或者呼吸短促，喘息胸闷，形成息贲病，疾病发展到这种程度，是较难治疗，甚至会导致死亡的。

一般地说，太阳经发病，多有发热恶寒的症状，或者下肢痛肿，或者出现两足痿弱无力的痿厥病，或者出现腿肚酸胀疼痛。疾病日久传变，会引发皮肤干燥而不润泽，或发生阴囊肿痛的颓疝病。

一般地说，少阳经发病，往往会出现气少无力，容易患咳嗽或泄泻。疾病日久传变，或出现心掣病，或饮食不下，大小便阻塞不通的隔病。阳明经与厥阴经同时发病，出现易受惊骇，背部疼痛，时常嗳气、打呵欠的症状，叫作风厥病。少阴经和少阳经同时发病，则会出现腹部及两胁胀满，心下满闷，时时叹气的症状。太阳经和太阴经同时发病，则会出现半身不遂的偏枯病，或肌肉松弛，痿弱无力，或者四肢不能举动。

[原文] 鼓一阳曰钩，鼓一阴曰毛，鼓阳胜急

曰弦，鼓阳至而绝曰石，阴阳相过曰溜。

阴争于内，阳扰于外，魄汗未藏，四逆而起，起则熏肺，使人喘鸣。阴之所生，和本曰和。是故刚与刚，阳气破散，阴气乃消亡。淖则刚柔不和，经气乃绝。

[白话解] 脉搏动有力，来时旺盛，去时衰弱，这种脉象叫作钩脉；脉的搏动稍显无力，来势轻虚而浮，这种脉象叫作毛脉；脉搏有力而紧张，如按琴弦，这种脉象叫作弦脉；脉搏有力而需重按，轻按时却取不到，这种脉象叫作石脉；脉的搏动，柔和有力，来去自如，这种脉象叫作溜脉，也称作滑脉。

阴阳失去平衡，阴气胜于内，使五脏功能紊乱，阳气浮于外，使皮肤腠理不能固密，汗出不止，出现四肢厥冷，同时也会扰动肺气，引起喘鸣的症状。阴气之所以能不断地生化，是由于阴阳的平衡，且阳气固密。如果阳气太盛，阳气破散于外，阴气也随之消亡；如果阴气太盛，阴阳不和，独阴不长，会使经脉气血败绝。

[原文] 死阴之属，不过三日而死；生阳之属，不过四日而死。所谓生阳死阴者，肝之心谓之生阳，心之肺谓之死阴，肺之肾谓之重阴，肾之脾谓之辟阴，死不治。

结阳者，肿四肢。结阴者，便血一升，再结二升，三结三升。阴阳结斜，多阴少阳曰石水，少腹肿，二阳结谓之消，三阳结谓之隔，三阴结谓之水，一阴一阳结谓之喉痹。

[白话解] 属于死阴一类的病，不过三日就会死亡；属于生阳一类的病，不超过四天就会痊愈。所谓生阳，就是疾病按五行相生的顺序发展变化，例如肝病传心，为木生火，得其生气，叫作生阳；所谓死阴，就是疾病按照五行相克的顺序发展变化，例如心病传肺，为火克金，金被火消亡，叫作死阴。此外，肺病传肾，肺、肾同属阴脏，从阴传阴，叫作重阴病；还有肾病传脾，疾病发展变化的顺序与五行相克的顺序相反，肾水反侮脾土的现象，叫作辟阴病，是不治的死证。

邪气郁结于阳经，阳经的气血郁滞不畅，引起四肢浮肿；邪气郁结于阴经，阴经的气血郁滞不畅，则会出现大便下血，郁者较轻的，便血量少，稍重者便血量多，重者会出现大量便血；阴经阳经的气血都有郁滞，而偏重于阴经方面的，就会发生石水病，表现为少腹肿胀；如果阳明经的气血郁滞不畅，则大肠与胃受病，形成消渴病；如果太阳经的气血郁滞不畅，则膀胱与小肠受病，会出现大小便闭塞的隔病；如果太阴经的气血郁滞不畅，则肺与脾受病，多表现为水肿；如果少阳、厥阴两经的气血郁滞不畅，则肝胆受病，多为喉肿而闭阻气道的喉痹病。

[原文] 阴搏阳别谓之有子。阴阳虚肠澼死。阳加于阴谓之汗。阴虚阳搏谓之崩。三阴俱搏，二十日夜半死；二阴俱搏，十三日夕时死；一阴俱搏，十日死。三阳俱搏且鼓，三日死；三阴三阳俱搏，心腹满，发尽不得隐曲，五日死；二阳俱搏，其病温，死不治，不过十日死。

[白话解] 诊脉时，如果妇女的尺脉搏动有力，与寸脉有明显的区别，这是妊娠的脉象；阴阳脉都

表现出虚弱无力，又患有大便脓血的肠澼病，是不能治愈的死证；如果在阴脉的部位出现阳脉的脉象，这是里热熏蒸的表现，会有汗出过多的表现；如果沉取明显不足，而浮取脉象旺盛，为火迫血行，妇人表现为血崩。手太阴肺与足太阴脾之脉，都搏击于指下，则病人大约会在二十天后的半夜时死亡；手少阴心与足少阴肾之脉，都搏击于指下，则病人大约会在十三天后的傍晚时死亡；手厥阴心包经与足厥阴肝经之脉，都搏击于指下，则病人大约会在十天后死亡；足太阳膀胱经与手太阳小肠经之脉，都搏击于指下，且鼓动较甚，病人大约三天后就会死亡；手足太阳、太阴四条经脉的搏动有力且太过，腹部极度胀满，阴阳之气发泄已尽，大小便闭塞不通，病人大约会在五天后死亡；足阳明胃与手阳明大肠之脉，都搏击于指下，若是患有温病的人出现这种脉象，那么是无法治疗的死证，不会超过十天就要死亡。

灵兰秘典论篇第八

[原文] 黄帝问曰：愿闻十二脏之相使，贵贱何如？岐伯对曰：悉乎哉问也！请遂言之。心者，君主之官也，神明出焉。肺者，相傅之官，治节出焉。肝者，将军之官，谋虑出焉。胆者，中正之官，决断出焉。膻中者，臣使之官，喜乐出焉。脾胃者，食廪之官，五味出焉。大肠者，传道之官，变化出焉。小肠者，受盛之官，化物出焉。肾者，作强之官，伎巧出焉。三焦者，决渎之官，水道出焉。膀胱者，州都之官，津液藏焉，气化则能出矣。凡此十二官者，不得相失也。故主明则下安，以此养生则寿，殁世不殆，以为天下则大昌。主不明则十二官危，使道闭塞而不通，形乃大伤，以此养生则殃，以为天下者，其宗大危，戒之戒之！

[白话解] 黄帝问道：我想听一听人体十二脏腑的生理功能以及它们之间的相互关系，是否有高低贵贱之分呢？岐伯回答：您问得真详细呀！请让

我介绍一下。心是人体的主宰，就像君主一样，它主导和统帅全身各脏腑的功能活动，并且人体的精神意识思维活动也由心而产生。肺的位置在心旁边，像是辅佐君主治理国家的宰相，主一身之气而调节全身的活动。肝具有决断、谋虑的作用，如同将军一样的勇武，人们的深谋远虑，就是肝的重要功能之一。胆如同中正之官，人们能对事物做出评判与决定，都是从胆发出来的。膻中，也就是心包，它维护心脏并接受命令，如同内臣一样，心志的喜乐，可以靠心包传达出来。脾和胃，有接受饮食和消化饮食的功能，比作主管粮食的官职，是仓廪之官，饮食物靠它们的作用得以消化、吸收和运输。大肠是传化糟粕的通道，所以称之为传道之官，它能传送食物的糟粕，使其变化为粪便排出体外。小肠接受胃中下行的食物而进一步消化吸收，所以称它为受盛之官。肾中储藏的精气，可以化生骨髓而滋养骨骼，使人体强壮有力，精巧能干，发挥强力而产生各种技巧，所以称之为作强之官。三焦，可以通调全身水道，人体水液的正常排泄都离不开三焦的作用，所以称三焦为决渎之官。膀胱蓄藏津液，通过气化作用，将尿液排出体外，如同州都之官。以上十二脏腑，虽有不同的分工，但它们的作用必须协调统一，而不能相互脱节。所以心的主宰作用十分重要，君主如果英明，则下属也会安定正常，十二脏腑才会很好的发挥功能作用。用这样的道理来养生，就可以使人长寿，终生不会发生较为严重的疾病。如果这样治理天下，就会使国家昌盛繁荣。相反，如果心的功能失常，那么包括其本身在内的十二脏腑的功能就会紊乱失常，各脏腑发挥正常作用的途径闭塞不通，形体就要受到严重伤害。用这种方法来养生，只会招致灾殃，缩短寿命。同样，以这种方法来治理天下，那政权就会动摇，国家就有败亡的可能，千万要警惕呀！

[原文] 至道在微，变化无穷，孰知其原！窘乎哉，消者瞿瞿，孰知其要。闵闵之当，孰者为良！恍惚之数，生于毫牦，毫牦之数，起于度量，千之万之，可以益大，推之大之，其形乃制。

黄帝曰：善哉，余闻精光之道，大圣之业，而宣明大道，非斋戒择吉日，不敢受也。黄帝乃择吉日良兆，而藏灵兰之室，以传保焉。

[白话解] 至深的道理是微妙难测的，其变化也是没有穷尽的，谁能清楚地知道它的本源？实在是困难得很呀！有学问的人勤勤恳恳地探讨和研究它，可是谁能知道它的精华之处呢？虽然深深地忧虑着那些理论的晦涩难懂，但是谁又能了解它的精华所在呢？复杂的事物都是建立在简单的事物之上的，虽然起于毫厘，但把它们千万倍地积累与扩大，不断地繁衍与延伸，就演变成了形形色色的世界。

黄帝说：讲得很好啊！我听到了精纯明澈的道理，这真是安邦定国、养生长寿的根本啊。对于这明白而宏大的理论，如果不斋戒沐浴，专心修省并且选择吉日良辰，实在不敢接受它。于是，黄帝便选择了吉日良辰，把这些著作珍藏在灵台兰室保存起来，以便流传后世。

六节藏象论篇第九

[原文] 黄帝问曰：余闻天以六六之节，以成一岁，人以九九制会，计人亦有三百六十五节，以为天地久矣，不知其所谓也？岐伯对曰：昭乎哉问也！请遂言之。夫六六之节、九九制会者，所以正天之度、气之数也。天度者，所以制日月之行也；气数者，所以纪化生之用也。天为阳，地为阴；日为阳，月为阴；行有分纪，周有道理。日行一度，月行十三度而有奇焉，故大小月三百六十五日而成岁，积气余而盈闰矣。立端于始，表正于中，推余于终，而天度毕矣。

[白话解] 黄帝问道：我听说天体的运行是以六个甲子周构成一年，人体以九九极数的变化来配合天度，而人又有三百六十五节，与天地相应，这些说法，已听到很久了，但不知是什么道理？岐伯回答：您提的问题很高明啊！请让我就此问题谈谈看法。六六之节和九九制会，是用来确定天度和气

数的。天度，是计算日月行程的。气数，是标志万物化生之用的。天属阳，地属阴，日属阳，月属阴。它们的运行有一定的轨道和秩序。每一昼夜，日行一度，月行十三度有余，所以大月、小月合起来三百六十五天成一年，由于月份的不足，节气有盈余，于是产生了闰月。确定了岁首冬至并以此为开始，用圭表测量日影长度的变化，计算日月运行的度数，并根据日月的运行而推算节气的盈余，直到岁尾，整个天度的变化就可以完全计算出来了。

[原文] 帝曰：余已闻天度矣。愿闻气数何以合之？岐伯曰：天以六六为节，地以九九制会，天有十日，日六竟而周甲，甲六复而终岁，三百六十日法也。夫自古通天者，生之本，本于阴阳。其气九州九窍，皆通乎天气。故其生五，其气三。三而成天，三而成地，三而成人，三而三之，合则为九。九分为九野，九野为九脏，故形脏四，神脏五，合为九脏以应之也。

[白话解] 黄帝说：我已经明白了天度的道理，还想知道气数是怎样与天度配合的。岐伯说：天以

六个甲子周期为一周天，地以九九之数，配合天道的准度。天有十干，代表十日，十天干循环六次而成一个甲子周，六个甲子就是一年，这是三百六十日的计算方法。从古至今，一切生命都与自然相关联，生命的根本源于阴阳的变化。地的九州，人的九窍，都与天气相通。因天地阴阳之气的运动变化，产生了木、火、土、金、水五行和三阴三阳之气。三气合而成天，三气合而成地，三气合而成人，合而成为九气，在地划分为九州，在人体划分为九脏，也就是胃、大肠、小肠、膀胱四个盛贮有形物质的"形脏"和肝、心、脾、肺、肾五个藏精神的"神脏"，合为九脏，与天度节气相应。

[原文] 帝曰：余已闻六六、九九之会也，夫子言积气盈闰，愿闻何谓气？请夫子发蒙解惑焉。岐伯曰：此上帝所秘，先师传之也。

帝曰：请遂闻之。岐伯曰：五日谓之候，三候谓之气，六气谓之时，四时谓之岁，而各从其主治焉。五运相袭，而皆治之，终朞之日，周而复始，时立气布，如环无端，候亦同法。故曰：不知年之所加，气之盛衰，虚实之所起，不可以为工矣。

[白话解] 黄帝说：我已经明白了"六六""九九"配合的道理，但您说气的盈余积累成为闰月，我想听您讲一下什么叫作气？请您来启发我的蒙昧，消除我的疑惑！岐伯说：这是前代帝王所保密珍藏的理论，是我的先师传授给我的。

黄帝说：就请您详细地讲给我听吧。岐伯说：五日称为一候，三候称为一气，六气称为一时，四时称为一岁。一年四时，各随其五行的配合而分别当旺。五运是以木、火、土、金、水五行随时间的变化而轮流主宰气候变化的。到一年终结时，再从头开始循环。一年分为四时，四时分布节气，逐步推移，如环无端，节气中再分候，也是这样推移下去。所以说，不了解一年中的客气加临、气的盛衰、虚实的起因等情况，就不能成为高明的医生。

[原文] 帝曰：五运之始，如环无端，其太过不及如何？岐伯曰：五气更立，各有所胜，盛虚之变，此其常也。帝曰：平气何如？岐伯曰：无过者也。帝曰：太过不及奈何？岐伯曰：在经有也。

[白话解] 黄帝问：五运之气的更迭推移，周而复始，如环无端，它的太过与不及是怎样的呢？岐伯答：五运之气更迭主宰时令，所以会有旺盛之时，也有相互克制之时，从而产生了太过、不及，以及盛衰的变化，这是正常的现象。黄帝问：平气是怎样的呢？岐伯答：就是没有太过和不及。黄帝问：太过和不及的情况怎样呢？岐伯答：这些情况在经书中都有所记载。

[原文] 帝曰：何谓所胜？岐伯曰：春胜长夏，长夏胜冬，冬胜夏，夏胜秋，秋胜春，所谓得五行时之胜，各以气命其脏。帝曰：何以知其胜？岐伯曰：求其至也，皆归始春，未至而至，此谓太过，则薄所不胜，而乘所胜也，命曰气淫。至而不至，此谓不及，则所胜妄行，而所生受病，所不胜薄之也，命曰气迫。所谓求其至者，气至之时也。谨候其时，气可与期，失时反候，五治不分，邪僻内生，工不能禁也。

[白话解] 黄帝问：什么是所胜？岐伯答道：春胜长夏，长夏胜冬，冬胜夏，夏胜秋，秋胜春，

这就是五行之气的相互克制在季节的情况。同时，四时五行之气的属性也会影响到人体各脏。黄帝问：怎样知道它们之间的相胜情况呢？

岐伯答道：首先要推求气候到来时间的早晚。一般从立春开始向下推算。如果时令未到而相应的气候先期到来，称为太过。某气太过，就会侵犯自己所不胜之气，而加倍克制自己所胜之气，这就叫作气淫。如果时令到来而气候未到，称为不及。某气不及，就不能克制所胜之气而使其妄行，而所生之气，因缺乏资助而困弱，自己所不胜之气，则更会加以侵迫，这就叫作气迫。想要知道太过和不及，就是要根据时令推算气候到来的早晚，要谨慎严格地按照四时交替顺序去观察时令的变化，才能够准确地进行预期。如果搞错了时令或违反了时令与气候相合的关系，就不能分辨出五行之气当旺的时间，那么，当邪气内扰，病及于人的时候，虽然有高明的医生，也难以控制疾病的产生和传播。

[原文] 帝曰：有不袭乎？岐伯曰：苍天之气，不得无常也。气之不袭，是谓非常，非常则变矣。

79

帝曰：非常而变奈何？岐伯曰：变至则病，所胜则微，所不胜则甚，因而重感于邪，则死矣。故非其时则微，当其时则甚也。

[白话解] 黄帝问：五行之气会有不按次序更替而紊乱的情况吗？岐伯答：自然界的五行变化，不能没有规律。五行之气不按照次序而相交替，就是反常，反常就会使人发生病变。黄帝问：反常会发生怎样的变异？岐伯回答：变异之气会导致疾病的产生。如果某一时令出现的反常气候，为当旺之气之所胜者，疾病就较轻微；如果为当旺之气之所不胜者，疾病就较深重；如果同时感受其他邪气，则会造成死亡。所以，反常气候出现在它不能克制的时令时，病情就较为轻微，如果出现在它所克制的时令时，病情就比较严重。

[原文] 帝曰：善。余闻气合而有形，因变以正名。天地之运，阴阳之化，其于万物，孰少孰多，可得闻乎？岐伯曰：悉哉问也，天至广不可度，地至大不可量。大神灵问，请陈其方。草生五色，五色之变，不可胜视；草生五味，五味之美，不可胜

极，嗜欲不同，各有所通。天食人以五气，地食人以五味。五气入鼻，藏于心肺，上使五色修明，音声能彰。五味入口，藏于肠胃，味有所藏，以养五气，气和而生，津液相成，神乃自生。

[白话解] 黄帝说：讲得好。我听说由于天地之气的相合而产生万物的形体，又由于天地之气变化多端以至万物形态各异，从而确定万物不同的名称。天地的气运，阴阳的变化，它们对于万物的生成，哪个作用大，哪个作用小，可以给我讲一讲吗？岐伯说：您问得很详细呀。天之广阔，不容易测度，地之博大，也很难计量，既然您提出了这样一个深奥又微妙的问题，就请让我陈述一下吧。自然界的植物，有青、赤、黄、白、黑五种基本颜色，而这五种颜色相互组合，其中的变化是难以看尽的；植物产生酸、苦、甘、辛、咸五种滋味，而这五种滋味相互组合，其中的变化是难以品尝完全的。人们对色味的嗜欲不同，而各色味是分别与五脏相通的。天属阳，供给人们寒、暑、湿、燥、风五气；地属阴；供给人们酸、苦、甘、辛、咸五味。五气由鼻

吸入，贮藏于心与肺，心主血，肺主气，心肺功能正常，可以使人面部明润，声音洪亮。五味由口进入，贮藏于肠胃之中，经消化吸收，营养物质滋养五脏之气，五脏之气和谐，能够生成气血津液，则神气自然就健旺了。

[原文] 帝曰：藏象何如？岐伯曰：心者，生之本，神之变也，其华在面，其充在血脉，为阳中之太阳，通于夏气。肺者，气之本，魄之处也，其华在毛，其充在皮，为阳中之太阴，通于秋气。肾者，主蛰，封藏之本，精之处也，其华在发，其充在骨，为阴中之少阴，通于冬气。肝者，罢极之本，魂之居也，其华在爪，其充在筋，以生血气，其味酸，其色苍，此为阳中之少阳。通于春气。脾、胃、大肠、小肠、三焦、膀胱者，仓廪之本，营之居也，名曰器，能化糟粕，转味而入出者也，其华在唇四白，其充在肌，其味甘，其色黄，此至阴之类，通于土气。凡十一脏，取决于胆也。

[白话解] 黄帝问：藏象中有哪些内容呢？岐伯答：心脏，是生命的根本，是神所居之处，主宰

全身的精神意识活动，统率全身，心的荣华表现于面部，心的功能是充养和温煦血脉，为阳之太阳，与夏气相通。肺脏，是气的根本，主管全身的气，是魄所居之处，肺的荣华表现在皮肤上的毫毛，肺脏的功能是充养和滋润皮肤，是阳中之太阴，与秋气相通。肾脏主蛰伏，是封藏精气的根本，是精所居之处，肾的荣华表现在头发，肾脏的功能是充实和滋养骨骼，为阴中之少阴，与冬气相通。肝脏，是耐受疲劳的根本，贮藏血液，是魂所居之处，肝的荣华表现在爪甲，肝脏的功能是充实和滋养筋，可以生养血气，其味酸，其色苍青，为阳中之少阳，与春气相通。脾、胃、大肠、小肠、三焦、膀胱，是储藏"粮食"的根本，是营气所居之处。他们的功能类似盛贮食物的器皿，又能吸收水谷精微，化生为糟粕，管理饮食五味的转化、吸收和排泄，他们的荣华表现在口唇的周围，能够充实和营养全身的肌肉，其味甘，其色黄，属于至阴之类，与土气相通。以上十一脏功能的发挥，都取决于少阳胆气的升发。

[原文] 故人迎一盛病在少阳，二盛病在太阳，三盛病在阳明，四盛以上为格阳。寸口一盛病在厥阴，二盛病在少阴，三盛病在太阴，四盛以上为关阴。人迎与寸口俱盛四倍以上为关格，关格之脉赢，不能极于天地之精气，则死矣。

[白话解] 颈部两侧人迎脉的变化，反映三阳经的盛衰，手部寸口脉的变化，反映三阴经的盛衰。如果人迎脉的脉搏力量大于寸口脉一倍，则说明病在少阳；如果大于寸口脉两倍，则说明病在太阳；如果大于寸口脉三倍，则说明病在阳明；如果大四倍以上，则说明阳气太过，不能与阴气相通，称为格阳。如果寸口脉的脉搏力量大于人迎脉一倍，则说明病在厥阴；如果大于人迎脉两倍，则说明病在少阴；如果大于人迎脉三倍，则说明病在太阴；如果大四倍以上，则说明为阴气太过，不能与阳气相交，称为关阴。若人迎脉与寸口脉俱大于常时四倍以上，称为关格。脉象上出现关格脉，说明阴阳极亢，不再适应天地阴阳精气平调的状态，很快就会死去。

五脏生成篇第十

[原文] 心之合脉也，其荣色也，其主肾也。肺之合皮也，其荣毛也，其主心也。肝之合筋也，其荣爪也，其主肺也。脾之合肉也，其荣唇也，其主肝也。肾之合骨也，其荣发也，其主脾也。

是故多食咸，则脉凝泣而变色；多食苦，则皮槁而毛拔；多食辛，则筋急而爪枯；多食酸，则肉胝䐃而唇揭；多食甘，则骨痛而发落。此五味之所伤也。故心欲苦，肺欲辛，肝欲酸，脾欲甘，肾欲咸，此五味之所合也。

[白话解] 心与脉相配合，它的荣华表现在面部的色泽上，肾属水，心属火，所以肾制约心。肺与皮肤相配合，它的荣华表现在毫毛，心属火，肺属金，所以心制约肺。肝与筋脉相配合，它的荣华表现在爪甲，肺属金，肝属木，所以肺制约肝。脾与肌肉相配合，它的荣华表现在口唇周围，肝属木，脾属土，所以肝制约脾。肾与骨相配合，它的荣华

表现在头发，脾属土，肾属水，所以脾制约肾。

因此，过食咸味食物，则会伤及心脏，出现血脉凝塞不畅，面色也发生变化。过食苦味食物，则会伤及肺脏，出现皮肤枯槁，毫毛脱落。过食辛味食物，则会伤及肝脏，出现筋脉拘急，爪甲干枯。过食酸味食物，会伤及脾脏，出现肌肉粗厚皱缩，失去弹性，口唇干裂起皮。过食甘味食物，则会伤及肾脏，出现骨骼疼痛甚至不能站立，头发脱落。这些都是由于偏食五味所造成的。所以心喜欢苦味，肺喜欢辛味，肝喜欢酸味，脾喜欢甘味，肾喜欢咸味，这就是五味分别与五脏之气相宜的缘故。

[原文]　五脏之气，故色见青如草兹者死，黄如枳实者死，黑如炲者死，赤如衃血者死，白如枯骨者死，此五色之见死也。青如翠羽者生，赤如鸡冠者生，黄如蟹腹者生，白如豕膏者生，黑如乌羽者生，此五色之见生也。生于心，如以缟裹朱；生于肺，如以缟裹红；生于肝，如以缟裹绀；生于脾，如以缟裹栝楼实；生于肾，如以缟裹紫。此五脏所生之外荣也。

色味当五脏：白当肺、辛，赤当心、苦，青当肝、酸，黄当脾、甘，黑当肾、咸。故白当皮，赤当脉，青当筋，黄当肉，黑当骨。

[**白话解**] 面部的颜色变化，是五脏之气盛衰的反映。比如面色出现青色犹如死草，枯暗无华，为死证；面色黄犹如枳实，为死证；面色黑犹如烟灰，为死证；面色红如凝血，为死证；面色白如枯骨，为死证。这是五种危重证候的面色。面部色青如翠鸟羽毛，主生；面部色红如鸡冠，主生；面部色黄如蟹腹，主生；面部色白如猪脂，主生；面部色黑如乌鸦羽毛，主生。这五种是有生机的面色。心有生气，面色就像细白的薄绢包裹着朱砂一样；肺有生气，面色就像细白的薄绢裹着粉红色的东西一样；肝有生气，面色就像细白的薄绢裹着青色的东西一样；脾有生气，面色就像细白的薄绢裹着瓜蒌实一样；肾有生气，面色就像细白的薄绢裹着紫色的东西一样。这些色泽都是五脏生气显露于外的表现。

五色、五味与五脏的相应关系：白色和辛味合于肺，赤色和苦味合于心，青色和酸味合于肝，黄色和甘味合于脾，黑色和咸味合于肾。因五脏与筋、骨、脉、肌、皮相联系，所以白色应于皮，赤色应于脉，青色应于筋，黄色应于肉，黑色应于骨。

[原文] 诸脉者，皆属于目；诸髓者，皆属于脑；诸筋者，皆属于节；诸血者，皆属于心；诸气者，皆属于肺，此四支八溪之朝夕也。故人卧血归于肝，肝受血而能视，足受血而能步，掌受血而能握，指受血而能摄。卧出而风吹之，血凝于肤者为痹，凝于脉者为泣，凝于足者为厥，此三者，血行而不得反其空，故为痹厥也。人有大谷十二分，小溪三百五十四名，少十二俞，此皆卫气之所留止，邪气之所客也，针石缘而去之。

[白话解] 人体中所有经脉的经气都上注于目，所有的精髓都汇聚于脑，所有的筋脉都与骨节相联系，所有的血液都由心统率，所有的气都由肺主管。四肢以及肘、腕、膝、踝称为八溪的部位，又是气血运行的场所。所以当人睡眠时，对血液的需求量减少，血液贮藏到肝，肝血盛，目得到血的濡养，

才能看见事物；足得到血的濡养，才能够行走；手
掌得到血的濡养，才能够灵活抓握；手指得到血的
濡养，才能够灵活拿取。如果刚刚睡醒就受到风邪
的侵袭，使血液的运行凝滞，如果凝滞于肌肤，就
会发生痹证；如果凝滞于经脉，就会发生气血运行
滞涩的瘀血病；如果凝滞于足部，就会发生两脚冰
冷的厥病。这三种疾患，都是由于气血运行不畅，
血液不能正常回流而造成的，所以会出现痹、厥等
病。全身有大的经脉十二处，小的络脉三百五十四
处，这里除去了十二个分布在脊背的脏腑腧穴数
目。它们都是卫气运行的地方，也是邪气停留的地
方，因此是双方斗争的场所，若有邪气侵袭，可用
针刺或砭石祛除。

[原文] 诊病之始，五决为纪，欲知其始，先
建其母。所谓五决者，五脉也。是以头痛颠疾，下
虚上实，过在足少阴、巨阳，甚则入肾。徇蒙招尤，
目冥耳聋，下实上虚，过在足少阳、厥阴，甚则入
肝。腹满䐜胀，支膈胠胁，下厥上冒，过在足太阴、
阳明。咳嗽上气，厥在胸中，过在手阳明、太阴。

心烦头痛，病在膈中，过在手巨阳、少阴。

[白话解] 诊病时，要以五脏的脉象作为纲纪。想要了解疾病是从何脏产生的，必须明确疾病发生的原因。所谓五决，就是通过辨别五脏的脉象，来诊断疾病的部位和性质。比如头痛等颠顶部位的疾患，属于下虚上实，病变在足少阴经和足太阳经，病情进一步发展，可内传于肾。头晕眼花、身体摇晃、目暗耳聋等疾患，属下实上虚，病变在足少阳经和足厥阴经，病情进一步发展，可内传于肝。腹部胀满，胸膈和胁肋有支撑的感觉，属于阴浊之气上冲，病变在足太阴经和足阳明经。咳嗽气喘，胸中气机逆乱，病变在手阳明经和手太阴经。心烦头痛，胸膈不适，病变在手太阳经和手少阴经。

[原文] 夫脉之小大，滑涩浮沉，可以指别。五脏之象，可以类推。五脏相音，可以意识。五色微诊，可以目察。能合脉色，可以万全。

赤，脉之至也，喘而坚。诊曰有积气在中，时害于食，名曰心痹，得之外疾，思虑而心虚，故邪从之。白，脉之至也，喘而浮，上虚下实，惊，有

积气在胸中，喘而虚，名曰肺痹。寒热，得之醉而
使内也。青，脉之至也，长而左右弹，有积气在心
下，支肤，名曰肝痹，得之寒湿，与疝同法，腰痛
足清头痛。黄，脉之至也，大而虚，有积气在腹中，
有厥气，名曰厥疝，女子同法，得之疾使四肢汗出
当风。黑，脉之至也，上坚而大，有积气在小腹与
阴，名曰肾痹，得之沐浴清水而卧。

[白话解] 脉象的小、大、滑、涩、浮、沉等，
可以凭手指分辨出来；五脏的生理功能表现于外，
可以通过多方面的比类事物体现出来；五音与五脏
相联系，可以通过病人声音的变化来推断出五脏的
状况；五色的微小变化，可以通过眼睛观察，并加
以区分。在诊病时，如果能将色、脉两者结合起来
一同分析，就能万无一失。面部出现赤色，脉来急
疾而坚实，可诊为邪气积聚于胸中，表现为饮食不
振，这种疾病叫作心痹，多是由于思虑过度，劳伤
心气，加上外邪侵袭，邪气停于胸中所造成的。面
部出现白色，脉来急疾而浮，可诊断为邪气积聚于
胸中，表现为惊骇，并且呼吸气喘，时常发热恶寒，

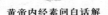

这种病叫作肺痹，其寒热多是由于醉酒后行房而诱发。面部出现青色，脉来长而左右搏击手指，可以诊断为病邪积聚于心下，并且支撑胁肋，这种病叫作肝痹，多是因感受寒湿，发病机制与疝气相同，症状有腰痛、头痛、两足冰冷等。面部出现黄色，且脉来虚大，这是病邪积聚在腹中，由于脾虚而受肝制约加倍，所以有气逆上冲的感觉，这种疾病叫作厥疝，不仅男子能得此病，女子也能发生这种情况，多是由于四肢剧烈活动汗出时受风所致。面部出现黑色，脉象坚实而大，这是病邪积聚在小腹与前阴，这种疾病叫作肾痹，多是因为冷水沐浴后睡卧，寒湿之气侵入人体所致。

［原文］凡相五色之奇脉，面黄目青，面黄目赤，面黄目白，面黄目黑者，皆不死也。面青目赤，面赤目白，面青目黑，面黑目白，面赤目青，皆死也。

［白话解］观察面部颜色的异常变化来诊断疾病，比如：面黄目青、面黄目赤、面黄目白、面黄目黑，因面带黄色，说明仍有胃气，都不是死证。

如见面青目赤、面赤目白、面青目黑、面黑目白、面赤目青，因面无黄色，说明胃气已绝，都是死亡的征象。

五脏别论篇第十一

[原文] 黄帝问曰：余闻方士，或以脑髓为脏，或以肠胃为脏，或以为腑。敢问更相反，皆自谓是，不知其道，愿闻其说。岐伯对曰：脑、髓、骨、脉、胆、女子胞，此六者地气之所生也，皆藏于阴而象于地，故藏而不泻，名曰奇恒之腑。夫胃、大肠、小肠、三焦、膀胱，此五者，天气之所生也，其气象天，故泻而不藏，此受五脏浊气，名曰传化之腑，此不能久留，输泻者也。魄门亦为五脏使，水谷不得久藏。所谓五脏者，藏精气而不泻也，故满而不能实。六腑者，传化物而不藏，故实而不能满也。所以然者，水谷入口，则胃实而肠虚；食下，则肠实而胃虚。故曰实而不满，满而不实也。

[白话解] 黄帝问道：我听说懂得一些医学道理的人，他们有些人认为脑髓为脏，有些人认为肠胃为脏，还有些人把这些都统称为腑。即使向他们提出相反的意见，他们会仍然坚持自己的看法。我

不知道究竟应该如何区分脏与腑，希望您讲一讲这个问题。岐伯回答：脑、髓、骨、脉、胆、女子胞，这六种器官是禀承地气而生的，都具有贮藏阴精的特性，就像大地包藏万物一样，而不像六腑那样具有传导排泄的生理特点，它们藏而不泻，被称作奇恒之腑。胃、大肠、小肠、三焦、膀胱，这五种器官是禀承天气所生的，它们像天一样健运周转，以传导排泄为生理特点，它们泻而不藏，称为传化之腑。六腑接收人体的代谢产物，且浊气不能停留过久，而必须经过六腑，及时地排出体外。此外，肛门也是排泄糟粕的器官，为五脏排泄浊物。这样，水谷糟粕就不会久留于体内。所谓五脏，它们的功能是贮藏阴精，所以五脏充满精气不传泻水谷，因此，看似精气充满，但永远达不到满实而外溢的程度。所谓六腑，它们的功能是将食物加以消化、传导排泄糟粕，所以它们经常有物充实在内，却不能永远保持盛满。比如，刚刚吃过饭后，食物进入胃中，胃充实了，但此时肠道是相对空虚的；食物下行进入肠道，肠道充实了，但胃就出现了空虚的情况。只有这样相互交替传递，六腑才能保持通畅，所以六腑有水谷食物充实其中，但不能阻塞不通；五脏是贮藏精气，看似满达不到充实仍可继续存入精气。

[原文] 帝曰：气口何以独为五脏主？岐伯说：胃者，水谷之海，六腑之大源也。五味入口，藏于胃，以养五脏气，气口亦太阴也。是以五脏六腑之气味，皆出于胃，变见于气口。故五气入鼻，藏于心肺，心肺有病，而鼻为之不利也。凡治病必察其下，适其脉，观其志意，与其病也。拘于鬼神者，不可与言至德。恶于针石者，不可与言至巧。病不许治者，病必不治，治之无功矣。

[白话解] 黄帝问道：为什么单独切按手太阴肺经气口的脉象，就可以诊断五脏的病变呢？岐伯回答：胃是水谷之海，是盛纳饮食水谷的器官，为生成营养物质的泉源。饮食从口而入，腐熟于胃，化生营养物质，经过足太阴脾的运化输转，以充养五脏之精气。脾为足太阴经，主输布津液，而肺起于中焦，气口不仅属于手太阴肺经，也与足太阴脾

经有密切联系，所以五脏六腑的精气，都来源于胃，变化反映于气口处，所以自然界的清气由鼻而入，藏留于心肺，如果心肺有了病变，就会影响到鼻的功能，出现呼吸不畅或嗅觉失灵。凡是治疗疾病，必须观察周身上下的变化，审视脉候的虚实，观察病人的精神状态，以及其他症状。对那些迷信鬼神的病人，无须与他们谈论至深的医学理论。对那些厌恶针石治疗的病人，无须与他们谈论高超的医疗技术。对于不愿接受治疗的病人，即使勉强接受治疗，也不会收到很好的疗效。

异法方宜论篇第十二

[原文] 黄帝问曰：医之治病也，一病而治各不同，皆愈何也？岐伯对曰：地势使然也。故东方之域，天地之所始生也。鱼盐之地，海滨傍水，其民食鱼而嗜咸，皆安其处，美其食。鱼者使人热中，盐者胜血，故其民皆黑色疏理。其病皆为痈疡，其治宜砭石。故砭石者，亦从东方来。

[白话解] 黄帝问道：医生采取各种不同的治疗方法治疗同一种疾病，都能使病人痊愈，这是什么道理呢？

岐伯回答：这是因为地理环境不同，而治法各有所异的缘故。例如东方地区，是天地之气开始发生的地方，气候温和，是出产鱼和盐的地方，由于地处海滨，所以他们多吃鱼类而喜欢咸味，他们安居此地，以鱼盐为美食。然而，由于多吃鱼类会使人体内积热，且过食盐味，又会耗伤血液，所以当地居民大多皮肤色黑，肌肉纹理疏松，多发痈疡一类的疾病。对于此地疾病的治疗，大多采用砭石刺血的方法。因此，砭石疗法也是从东方传来的。

[原文] 西方者，金玉之域，沙石之处，天地之所收引也。其民陵居而多风，水土刚强，其民不衣而褐荐，其民华食而脂肥，故邪不能伤其形体，其病生于内，其治宜毒药。故毒药者，亦从西方来。

北方者，天地所闭藏之域也。其地高陵居，风寒冰冽，其民乐野处而乳食，脏寒生满病，其治宜灸焫。故灸焫者，亦从北方来。

[白话解] 西方地区，盛产金玉，遍地沙石，这里的自然环境，类似秋季肃杀收敛之气。那里的人们依山而住，其地多风，水土的性质坚硬强悍，而他们不讲究衣着，以毛布为衣，以细草为席，多食用鲜美的酥酪骨肉之类的食物，因而肌肤致密，外邪不易侵犯机体，所以发生的疾病多属内生，多采取药物治疗。因此，药物疗法是从西方传来的。

北方地区，自然气候具有类似冬季天地闭藏之气的特性。那里的地形较高，气候严寒，人们过着游牧生活，经常处在风寒冰冽的环境中，多吃乳类食物，因此内脏受寒，易生脘腹胀满一类的疾病，多采用艾火灸灼治疗。因此，艾灸疗法是从北方传来的。

[原文] 南方者，天地所长养，阳之所盛处也。其地下，水土弱，雾露之所聚也，其民嗜酸而食胕，故其民皆致理而赤色，其病挛痹，其治宜微针。故九针者，亦从南方来。

中央者，其地平以湿，天地所以生万物也众。其民食杂而不劳，故其病多痿厥寒热，其治宜导引按跷，故导引按跷者，亦从中央出也。

故圣人杂合以治，各得其所宜，故治所以异而病皆愈者，得病之情，知治之大体也。

[白话解] 南方地区，自然气候适宜长养万物，是阳气最盛的地方。那里地势低下，水土薄弱，因此雾露经常聚集。当地的居民，喜欢吃发酵和酸味的食物，所以他们的皮肤腠理致密而色红，易发生筋脉拘急、麻木不仁一类的疾病，治疗多采用微针针刺以疏通经络。因此，九针疗法是从南方传来的。

中央地区，地形平坦，气候湿润，适宜万物生长，物产丰富。当地的食物种类繁多，人们生活安逸，所以易发生四肢痿弱、厥逆、寒热一类的疾病，治疗多采取导引按跷的方法。因此，导引按跷疗法是从中央之地传来的。

所以，一个高明的医生，应该掌握不同的治疗方法，根据具体病情，灵活运用，使病人得到最适宜的治疗。之所以用不同的方法治疗疾病而都能使疾病痊愈，是因为医生掌握了与疾病相关的全部情况，并能运用适宜的治疗方法的缘故。

移精变气论篇第十三

[原文] 黄帝问曰：余闻古之治病，惟其移精变气，可祝由而已。今世治病，毒药治其内，针石治其外，或愈或不愈，何也？岐伯对曰：往古人居禽兽之间，动作以避寒，阴居以避暑，内无眷慕之累，外无伸宦之形，此恬憺之世，邪不能深入也。故毒药不能治其内，针石不能治其外，故可移精祝由而已。当今之世不然，忧患缘其内，苦形伤其外，又失四时之从，逆寒暑之宜，贼风数至，虚邪朝夕，内至五脏骨髓，外伤空窍肌肤，所以小病必甚，大病必死，故祝由不能已也。

[白话解] 黄帝问道：我听说远古时治病，只要转移病人的精神，改变机体气血的运行，用"祝由"的方法，疾病就可以治愈了。当今之世治疗疾病，虽有服用药物的内治法和用针刺、砭石的外治法，但结果是有的疾病可以治愈，有的疾病却不能治愈，这是什么原因呢？岐伯回答：远古时候的人

102

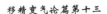

们，在禽兽之间追逐生存，天气寒冷了，就通过活动身体来避除寒冷；天气热了，就躲到阴凉的地方避除暑热。既没有眷恋羡慕的情志牵挂，也没有奔走忙碌的劳累形体，人们生活在这样一个安静淡薄、不谋势利的时代里，精力充沛，气血坚实，所以邪气是不容易侵犯人体的。因此，治疗时既不需要药物，也不需要针刺和砭石，只要用"祝由"的方法转移病人的精神，疾病就可以治愈了。现在的人们为忧患所牵累，折磨他们的精神；艰苦的劳役伤害他们的形体；他们又不能顺从四时阴阳的变化来调整自身的生活规律，违背了防寒避暑的养生方法，就会遭受到邪气的侵袭，从而引发疾病，并且邪气侵袭，深入五脏骨髓，外伤孔窍肌肤，因此小病会发展成重病，重病就难免死亡，所以单纯用"祝由"的方法是不能治愈疾病的。

[原文] 帝曰：善。余欲临病人，观死生，决嫌疑，欲知其要，如日月光，可得闻乎？岐伯曰：色脉者，上帝之所贵也，先师之所传也。上古使僦贷季，理色脉而通神明，合之金木水火土四时八风

六合，不离其常，变化相移，以观其妙，以知其要，欲知其要，则色脉是矣。色以应日，脉以应月，常求其要，则其要也。夫色之变化，以应四时之脉，此上帝之所贵，以合于神明也。所以远死而近生。生道以长，命曰圣王。

[白话解] 黄帝说：很好！我想在临诊病人的时候，能够认识病情的轻重和预后，辨别使人疑惑的疾病。掌握了这一要领，心中如同日月之光一样豁然明朗，您可以把这种诊断方法讲给我听吗？岐伯回答：望诊和脉诊的诊察方法，是远古帝王所珍重的，它是由先师传授的。远古有位名医叫僦贷季，帝王委托他研究望诊和脉诊的道理。他通达神明，能够将面色与脉象和五行、四时、八风及六合联系起来，从正常的规律和异常的变化来综合分析，观察其中微妙的变化，从而抓住其中的要领。如果要研究疾病的发展、预测疾病的生死，就要研究色、脉的理论。人的面色就像太阳一样，有阴有晴；脉息就像月亮一样，有盈有亏，所以从色脉中得到要领，正是诊病的关键。人体面色的变化与四时脉象

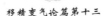

的变化是相应的，是符合自然界阴阳变化规律的，所以上古帝王十分重视。如果能明白其中的道理，用来指导疾病诊治，就可以远离死亡而保卫生命；用来指导养生保健，就可以健康长寿而达天年。所以远古帝王被推崇为"圣王"。

[原文] 中古之治病，至而治之，汤液十日，以去八风、五痹之病，十日不已，治以草苏草荄之枝，本末为助，标本已得，邪气乃服。暮世之病也则不然，治不本四时，不知日月，不审逆从，病形已成，乃欲微针治其外，汤液治其内，粗工凶凶，以为可攻，故病未已，新病复起。

[白话解] 中古时代的人们，疾病一发生，就能得到及时治疗。治疗的方法，是先服用粮食熬成的汤液十日，以祛除"八风""五痹"等病邪。如果十日后不能痊愈，再用草药治疗，根据不同的病情，配伍使用草药的根、茎、叶。明确了病人为"根本"，医生和药物为"标"的道理，医生就能够掌握病情，处理得当，所以邪气被征服，疾病也就会痊愈。后世的医生治病就不是这样了，他们诊断

疾病，不根据四时阴阳的变化，不辨识阴阳色脉的
关系，也不审查病情的顺逆及预后，等到疾病已经
发展到了严重的程度，才用针刺的方法从外治疗、
口服汤药的方法从内治疗。若遇到了医术浅薄、工
作粗心的庸医，更不审查病情，只盲目地使用攻法，
以至原来的疾病没有痊愈，反而产生了新的疾病。

[原文] 帝曰：愿闻要道。岐伯曰：治之要极，
无失色脉，用之不惑，治之大则。逆从倒行，标本
不得，亡神失国。去故就新，乃得真人。

[白话解] 黄帝问：我愿听听有关诊断疾病的
重要理论。岐伯说：诊治疾病的关键就是不要在望
诊及脉诊上出现错误。要做到能够运用望色和切脉
而没有丝毫疑惑，从而做出正确的判断，这才是诊
察疾病的重要原则。如果没有掌握这一原则，则对
病情的顺逆不能很好地判断，甚至出现顺逆颠倒的
危险，像这样倒行逆施，必然会导致死亡。所以，
诊断疾病一定要摒弃浅陋的知识，不断地学习与钻
研，努力进取，才可以达到远古真人的地步。

[原文] 帝曰：余闻其要于夫子矣，夫子言不

离色脉，此余之所知也。岐伯曰：治之极于一。帝曰：何谓一？岐伯曰：一者因得之。帝曰：奈何？岐伯曰：闭户塞牖，系之病者，数问其情，以从其意，得神者昌，失神者亡。帝曰：善。

[白话解] 黄帝说：我已听到您讲的这些重要道理，您说的关键就是在诊断时不能离开望诊与脉诊，这一点我知道了。岐伯说：其实，诊治疾病的关键只有一点。黄帝问：这一点是什么呢？岐伯答：这一关键就是问清病情。黄帝问：怎样去做呢？岐伯答：选择一个安静的环境，关好门窗，医生要全神贯注，耐心细致地询问病情，要使病人毫无顾虑，详尽地介绍病情，通过这种方法获得病人真实的情况。观察病人的神色，如果病人能如实说出病情，并且面色润泽，脉象和缓，就是得神，预后良好；如果病人语言颠倒，面色黯淡，脉象不协调，就是失神的表现，预后不良。黄帝说：讲得很好。

汤液醪醴论篇第十四

[原文] 黄帝问曰：为五谷汤液及醪醴奈何？岐伯对曰：必以稻米，炊之稻薪，稻米者完，稻薪者坚。帝曰：何以然？岐伯曰：此得天地之和，高下之宜，故能至完，伐取得时，故能至坚也。

[白话解] 黄帝问道：怎样用五谷来做成汤液及醪醴呢？岐伯回答：必须要用稻米做原料，以稻秆做燃料，因为稻米的气味最完备，稻秆又最坚实。黄帝问道：为什么是这样呢？岐伯说：因为稻是得到天地四时阴阳和平之气而生成，生长于高低适宜的地方，所以得到的天地之气最完备；稻秸在秋时收割，具有秋季坚韧的性质，所以稻秆最坚实。

[原文] 帝曰：上古圣人作汤液醪醴，为而不用何也？岐伯曰：自古圣人之作汤液醪醴者，以为备耳。夫上古作汤液，故为而弗服也。中古之世，道德稍衰，邪气时至，服之万全。帝曰：今之世不必已何也？岐伯曰：当今之世，必齐毒药攻其中，

镵石针艾治其外也。

[白话解] 黄帝问：远古时代的医生，做好汤液和醪醴后却并不使用，这是什么道理？岐伯说：远古时代的医生，做好汤液和醪醴是以备万一的。因为远古时代的人们重视养生之道，又注意调摄精神，所以那时的人们身心康泰，很少发生疾病，因此虽制成了汤液，却作为备用而不需要服用。到了中古时代，讲究养生之道的人少了，人们的身心比较虚弱，因此外界侵袭人体，但只要服用汤液、醪醴，病就可以好。黄帝问：当今社会的人，虽然服了汤液、醪醴，但病却不一定痊愈，这是什么原因呢？岐伯说：当今社会的人和古时的人不同了，他们已经不重视养生之道了，因此，一旦发生疾病，就必须服用药物，用砭石、针灸治疗，疾病才能痊愈。

[原文] 帝曰：形弊血尽而功不立者何？岐伯曰：神不使也。帝曰：何谓神不使？岐伯曰：针石，道也。精神不进，志意不治，故病不可愈。今精坏神去，荣卫不可复收。何者？嗜欲无穷，而忧患不

止，精气弛坏，荣泣卫除，故神去之而病不愈也。

[白话解] 黄帝问：病人病情发展到了形体衰败、气血竭尽的地步，尽管各种治疗手段都用上了，但疾病仍不能痊愈呢？这是什么道理呢？岐伯说：这是因为病人的精神气血衰败，针药治疗已经不能发挥应有作用了。黄帝问：为什么精神气血衰败，不能使针药治疗发挥作用呢？岐伯说：针灸、砭石以及药物治疗等，只不过是一种治疗方法而已。病人的精神气血已经衰败，意志已经散乱，不能对针药治疗做出反应，而精神气血发挥不出作用，疾病就不能痊愈。现在的病人，为什么会严重到精神败坏，神气离去，营卫气血不可恢复的地步呢？这是由于现在的人们不懂得养生之道，嗜好欲望无穷无尽，忧愁患难无休无止，以至于人的阴津耗散，经气败坏，营血枯涩，卫气消失，神气丧失，所以神气离开形体而疾病不能被治愈。

[原文] 帝曰：夫病之始生也，极微极精，必先入结于皮肤。今良工皆称曰：病成名曰逆，则针石不能治，良药不能及也。今良工皆得其法，守其

数，亲戚兄弟远近音声日闻于耳，五色日见于目，而病不愈者，亦何暇不早乎？岐伯曰：病为本，工为标，标本不得，邪气不服，此之谓也。

[白话解] 黄帝说：在疾病初起时，一般疾病的表现都较为轻微，容易治疗，因为邪气多先侵袭人体皮肤等浅表部位。此时医术高明的医生，都说病情已经很严重，发展和预后都较差，使用针灸、砭石不能治愈，吃汤药也无济于事。现在医术高明的医生都能懂得治疗疾病的原则与方法，能够正确地使用针灸、砭石进行治疗，与病人像兄弟姐妹一样亲近，随时了解情。每日都能听到病人声音的变化，每日都能看到病人气色的变化，然而却不能使病人痊愈，这是因为治疗不够及时吗？岐伯说：病人的神机为本，医生的治疗方法和措施为标，如果病人的神机衰败，对医生的治疗措施不起反应，邪气就不能被制伏。这就是病不愈的道理。

[原文] 帝曰：其有不从毫毛而生，五脏阳以竭也，津液充郭，其魄独居，精孤于内，气耗于外，形不可与衣相保，此四极急而动中，是气拒于内，

而形施于外，治之奈何？岐伯曰：平治于权衡，去
宛陈莝，微动四极，温衣，缪刺其处，以复其形。
开鬼门，洁净府，精以时服；五阳已布，疏涤五脏，
故精自生，形自盛，骨肉相保，巨气乃平。帝
曰：善。

[白话解] 黄帝说：有的病不是因为邪气从外
表毫毛而侵入人体的，是由于五脏的阳气衰竭或阻
塞不通，阳气不能化津，以致水气充满皮肤，而阴
气旺盛，独居于内，使阳气更加耗散，造成身体浮
肿，以致原来的衣服也显得瘦小而不能穿进去了。
不仅四肢浮肿，胸腹腔也充满水液，水气逼迫肺脏，
出现咳嗽气喘。水气充斥人体内外，身体浮肿胀满
的这种疾病，应该怎样治疗呢？岐伯答道：治疗这
样的疾病，要权衡病情缓急，调节阴阳平衡，根据
病情，可以使用去除瘀血、疏通经脉、驱除体内积
水的方法治疗；并指导病人适当进行肢体运动，使
阳气恢复；穿衣服也要温暖一些，帮助病人恢复肌
表的阳气。还可以用缪刺的方法去除体内水肿，以
恢复原来的形态；用发汗和利小便的方法去除水邪。

开汗孔，泻膀胱，使阴精平复，五脏阳气输布，疏通体内五脏的郁积。这样，精气产生了，形体也强盛起来，骨骼与肌肉也可以保持常态，人体的正气也就恢复正常了。黄帝说：讲得很好。

玉版论要篇第十五

[**原文**] 黄帝问曰：余闻揆度奇恒，所指不同，用之奈何？岐伯对曰：揆度者，度病之浅深也。奇恒者，言奇病也。请言道之至数，五色脉变揆度奇恒，道在于一。神转不回，回则不转，乃失其机。至数之要，迫近以微，著之玉版，命曰合玉机。

[**白话解**] 黄帝问道：我听说《揆度》《奇恒》这两部书中，关于诊治疾病的方法有很多，而且内容也各不相同，究竟要怎样运用呢？岐伯回答：《揆度》记载的是权衡和度量疾病深浅的内容。《奇恒》记载的是辨别那些异常疾病的内容。请让我讲一讲其中最重要的道理。《五色》《脉变》《揆度》《奇恒》虽然所指不同，但其中最关键的就是"神"，这是一样的。人体气血阴阳，随四时的变化而不断运行，反映到面色和脉象上，就表现出"有神"；如果人体气血阴阳不能正常运行而停滞或逆转，反

映到面色和脉象上，就表现为"无神"，无神也就失去了生机。诊病的至理，浅显易见的是色脉，而其微妙之处却在于神。把它记录在玉版上，以便与《玉机真脏论》相互参考应用。

[原文] 容色见上下左右，各在其要。其色见浅者，汤液主治，十日已。其见深者，必齐主治，二十一日已。其见大深者，醪酒主治，百日已。色夭面脱，不治，百日尽已。脉短气绝死，病温虚甚死。

色见上下左右，各在其要。上为逆，下为从。女子右为逆，左为从；男子左为逆，右为从。易，重阳死，重阴死。阴阳反他，治在权衡相夺，奇恒事也，揆度事也。

[白话解] 面部颜色的变化，表现在上下左右不同的部位，应该分别诊察其主病浅深顺逆。如果颜色浅，说明病情尚轻，用五谷汤液调治，大约十天就可以治愈；如果颜色深，说明病情较重，须用药剂来治疗，大约二十一天可以治愈；如果病色过深，说明病情深重，必须用药酒治疗，大约一百天

才能治愈；如果面色枯槁不泽，面庞瘦削，此为不治之症，一百天后就会死亡。如果脉象短促无力，是阳气虚脱的表现，此为死证；如果温热病病人阴精枯竭，同样是死证。

根据面部上下左右不同部位的颜色不同，审查疾病的顺逆变化，是有一定的要领的。病色向上延伸，反映疾病逐渐严重，属于逆；病色下移且颜色渐浅，说明病情逐渐减轻，属于顺；女子病色在右侧的为逆，在左侧的为顺；男子病色在左侧的为逆，在右侧的为顺。如果病色变更，由顺变为逆，男子色见于左则为重阳，是死证，女子色见于右则为重阴，也为死证。如果阴阳出现反常，人就要生病，应尽快权衡病情的轻重，采取适当的治疗措施，使阴阳趋于平衡，这就是《奇恒》《揆度》中记载的诊病方法。

[原文] 搏脉痹躄，寒热之交。脉孤为消气，虚泄为夺血。孤为逆，虚为从。行奇恒之法，以太阴始。行所不胜曰逆，逆则死；行所胜曰从，从则活。八风四时之胜，终而复始，逆行一过，不复可

数，论要毕矣。

[白话解] 脉象搏击指下，说明邪盛正衰，其所主或为痹证，或为足不能行，或为寒热之气交合为病。见到毫无冲和之象的孤脉是阳气耗散的表现。脉见虚弱而搏动无力，这是阴血损伤的表现。凡见孤脉，病情为逆，预后多不良；见虚弱脉象，则病情为顺，尚可治愈。运用《奇恒》的方法，从手太阴肺经寸口部位的脉象来研究，如果出现"所不胜"的脉象叫作逆，预后不良；出现"所胜"的脉象叫作从，预后良好。自然界八风在四时各以其所旺之时而胜，有正常规律，终而复始。一旦四时气候失常，就会出现特殊情况，且变化多端，应该针对所出现的现象具体分析，而不是用常理来推断。以上就是《揆度》《奇恒》中的全部要点。

诊要经终论篇第十六

[**原文**] 黄帝问曰：诊要何如？

岐伯对曰：正月二月，天气始方，地气始发，人气在肝。三月四月，天气正方，地气定发，人气在脾。五月六月，天气盛，地气高，人气在头。七月八月，阴气始杀，人气在肺。九月十月，阴气始冰，地气始闭，人气在心。十一月十二月，冰复，地气合，人气在肾。

[**白话解**] 黄帝问道：诊病的关键是什么？

岐伯回答：正月和二月，天气开始生发，地气开始萌动，这时候人体的肝脏之气与之相应；三月和四月，天气正当明盛，地气正应万物华茂而欲结实之时，这时候人体的脾脏之气与之相应；五月和六月，天气盛极，地气亦在高位，这时候人体的头部之气与之相应；七月和八月，阴气开始肃杀，这时候人体肺脏之气与之相应；九月和十月，阴气渐盛，开始结冰，地气也随着闭藏，这时候人体的心脏之气与之相应；十一月和十二月，冰冻坚厚，地气闭密，这时候人体的肾脏之气与之相应。

[原文] 故春刺散俞，及与分理，血出而止，甚者传气，间者环也。夏刺络俞，见血而止。尽气闭环，痛病必下。秋刺皮肤，循理，上下同法，神变而止。冬刺俞窍于分理，甚者直下，间者散下。

[白话解] 所以春天的针刺方法，应该针刺散布在经脉上穴位，深度达到分肉腠理，使之出血后就可以停针。如果疾病比较重，留针时间要长一些，等到经脉之气传布以后再出针；疾病较轻的可短暂留针，等到经气循环一周，就可以出针了。夏天的针刺方法，应该针刺络脉的腧穴，见到出血后立即停针，使邪气尽去，就以手指按闭针孔，等到经脉之气循行一周，病痛就可解除了。秋天的针刺方法，应该针刺皮肤，顺着肌肉的纹理针刺，不论上部或下部，都用这个方法，针刺时要观察病人神情变化，如果与针刺前比稍有改变，就可以停针了。冬天的针刺方法，应该深刺分肉腠理间的穴位，病重的可直刺深入，病情较轻的，可以向左右上下不同的方

向针刺，进针要缓慢。

[原文] 春夏秋冬，各有所刺，法其所在。春刺夏分，脉乱气微，入淫骨髓，病不能愈，令人不嗜食，又且少气。春刺秋分，筋挛，逆气环为咳嗽，病不愈，令人时惊，又且哭。春刺冬分，邪气著藏，令人胀，病不愈，又且欲言语。

夏刺春分，病不愈，令人解堕。夏刺秋分，病不愈，令人心中欲无言，惕惕如人将捕之。夏刺冬分，病不愈，令人少气，时欲怒。

[白话解] 春夏秋冬四季不同，应用的针刺方法也有所不同，须根据人体脏腑之气聚集的部位来确定针刺部位或腧穴。如果春天刺了夏天的部位，会损伤心气，可使脉象散乱而心气微弱，邪气反而深入骨髓之间，疾病就很难治愈了，心火微弱，火不生土，使人不思饮食，而且伴有少气无力的症状。春天刺了秋天的部位，会损伤肺气，春病在肝，肺气受损则不能制约肝脏，而发为筋挛，邪气上逆于肺，发生咳嗽，不但疾病不能被治愈，反而出现容易惊恐和悲伤哭泣的症状。春天刺了冬天的部位，

会损伤肾气，以致邪气深入而贮藏于内，出现腹部胀满，春病在肝，肾气损伤则水不涵木，肝失所养，疾病不但不能被治愈，反而出现多言的症状。

夏天刺了春天的部位，会损伤肝气，不但疾病没有被治愈，反而出现筋脉松弛、全身乏力倦怠的症状。夏天刺了秋天的部位，损伤肺气，不但疾病没有被治愈，反而会使肺气虚弱，使人不愿说话，肺属金，肾属水，肺金受伤，肾水失养，使病人出现恐惧，心中惊惕不安，好像即将被逮捕的样子。夏天刺了冬天的部位，损伤肾气，不但疾病没有被治愈，反而因肾气伤而少气无力，肾属水，水虚不能涵养肝木，会出现时常发怒的症状。

[原文] 秋刺春分，病不已，令人惕然欲有所为，起而忘之。秋刺夏分，病不已，令人益嗜卧，且又善梦。秋刺冬分，病不已，令人洒洒时寒。

冬刺春分，病不已，令人欲卧不能眠，眠而有见。冬刺夏分，病不愈，气上，发为诸痹。冬刺秋分，病不已，令人善渴。

[白话解] 秋天刺了春天的部位，损伤肝气，

不但疾病没有被治愈，反因肝气不能养心而心气不足，出现惕然不宁和健忘的症状。秋天刺了夏天的部位，损伤心气，不但疾病没有被治愈，反因心火不能温暖脾土而致脾虚嗜卧，因心不藏神而多梦。秋天刺了冬天的部位，损伤肾气，不但疾病没有被治愈，反使肾阳亏虚，阴气上扰，出现时时发冷的表现。

冬天刺了春天的部位，损伤肝气，不但疾病没有被治愈，反而由于肝气虚，魂不藏，使人困倦而不得眠或一旦入眠，梦中会出现怪异的事物。冬天刺了夏天的部位，损伤心气，不但疾病没有被治愈，反而由于心气受伤，脉气外泄，邪气侵入脉中，发生各种痹证。冬天刺了秋天的部位，损伤肺气，不但疾病没有被治愈，反而由于损伤肺气而不能散布津液，出现经常口渴的症状。

[原文] 凡刺胸腹者，必避五脏。中心者，环死，中脾者五日死，中肾者，七日死，中肺者，五日死。中膈者，皆为伤中，其病虽愈，不过一岁必死。刺避五脏者，知逆从也。所谓从者，膈与脾肾

之处，不知者反之。刺胸腹者，必以布憿著之，乃从单布上刺，刺之不愈复刺。刺针必肃，刺肿摇针，经刺勿摇，此刺之道也。

[白话解] 凡刺胸腹部时，必须要避免开五脏。假如刺伤了心脏，会立即死亡，或者在经气环身一周后死亡；假如刺伤了脾脏，五日便会死亡；假如刺伤了肾脏，七日便会死亡；假如刺伤了肺脏，五日便会死亡；假如刺伤了膈膜，五脏都会受损，即使当时病情虽有好转，但不过一年，也会死亡。针刺胸腹注意避免刺伤五脏，关键就在于要知道下针的逆从。所谓"从"，就是要知道膈肌和脾肾等内脏的解剖位置，应该避开；如果不知道重要器官的位置，针刺时很有可能就会刺伤内脏，那就是"逆"。凡针刺胸腹部时，应先用布巾覆盖其处，然后透过布巾进行针刺，以免针刺过深，伤及内脏。如果针刺不愈，可以再刺，但不可为了取得一时效果，而进针过深。在针刺治病时，必须注意安静严肃，精神专一，以候其气；如针刺治疗脓肿一类的疾病时，可以用摇针手法，以促进脓血排出；如针

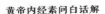
刺经脉的疾病时，就不要摇针，以免损伤经脉之气。这些都是针刺的法则。

[原文] 帝曰：愿闻十二经脉之终奈何？

岐伯曰：太阳之脉，其终也戴眼反折瘛疭，其色白，绝汗乃出，出则死矣。少阳终者，耳聋百节皆纵，目睘绝系。绝系一日半死，其死也，色先青白，乃死矣。阳明终者，口目动作，善惊妄言，色黄。其上下经盛，不仁，则终矣。少阴终者，面黑齿长而垢，腹胀闭，上下不通而终矣。太阴终者，腹胀闭不得息，善噫善呕，呕则逆，逆则面赤，不逆则上下不通，不通则面黑皮毛焦而终矣。厥阴终者，中热嗌干，善溺心烦，甚则舌卷卵上缩而终矣。此十二经之所败也。

[白话解] 黄帝说：我想要知道十二经脉之气败绝的情况是怎样的？

岐伯说：太阳经脉之气败绝的时候，病人两目上视，目睛不动，角弓反张，手足抽搐，面色发白，出绝汗，如果绝汗一出，很快就会死亡。少阳经脉之气败绝的时候，病人会出现耳聋，全身骨节松懈

无力，两目直视如惊恐状，此乃目系绝，出现目系绝，一日半便会死亡；这类病人面色先见青白，很快就会死亡。阳明经脉之气败绝的时候，病人口眼牵引歪斜而抽动，容易惊恐，胡言乱语，面色发黄，当阳明经脉上下所循行的部位都出现脉动急躁盛大及肌肉麻木不仁时，便会死亡。少阴经脉之气败绝的时候，病人面色发黑，齿长而多垢，腹部胀满，上下之气不相通，便要死亡了。太阴经脉之气败绝的时候，病人腹胀闭塞不通，呼吸困难，时时嗳气、呕吐，呕吐会使气上逆，气上逆则引发面赤；假如气不上逆，则上下之气不相通，当出现面色发黑且皮肤毫毛枯焦的时候，就会死亡。厥阴经脉之气败绝的时候，病人胸中发热，咽喉干燥，小便频数，心烦，严重时出现舌体卷曲、睾丸上缩的情况，这样就预示快要死亡了。以上就是十二经脉之气败绝时的表现。

脉要精微论篇第十七

[原文] 黄帝问曰：诊法何如？

岐伯对曰：诊法常以平旦，阴气未动，阳气未散，饮食未进，经脉未盛，络脉调匀，气血未乱，故乃可诊有过之脉。切脉动静而视精明，察五色，观五脏有余不足，六腑强弱，形之盛衰，以此参伍，决死生之分。

[白话解] 黄帝问道：诊脉的方法是怎样的呢？

岐伯回答：诊脉通常是在清晨时进行，此时人还没有开始劳作，阴气未被扰动，阳气尚未耗散，并且没有进食，经脉之气还未充盛，络脉之气协调匀静，全身气血未受到扰乱，这样就可以较容易地诊察出有病的脉象。在诊察脉搏动静变化的同时，还要观察病人双眼的神气，诊察面部五色的变化，以审察脏腑之气的强弱虚实及形体的盛衰，互相参考，以判断疾病预后的吉凶转归。

[原文] 夫脉者，血之府也。长则气治，短则

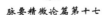

气病，数则烦心，大则病进。上盛则气高，下盛则气胀，代则气衰，细则气少，涩则心痛，浑浑革至如涌泉，病进而色弊，绵绵其去如弦绝，死。

[白话解] 脉是血液汇聚的地方。长脉反映气血流畅和平，是健康的脉象；短脉反映气不足；数脉为热，会出现心中烦热的症状；大脉为邪气过盛，说明病势正在发展；上部脉象充盛，为邪壅于上，可见到呼吸急促、喘满的症状；下部脉象充盛，是邪滞于下，可见到腹部胀满的症状；如果见到脉象缓慢，时有停止，停止有一定次数的，称为代脉，是元气衰弱的表现；细脉为正气衰少；涩脉为血少气滞，会出现心痛的症状。脉来大而急速如泉水上涌，反映气血紊乱，是病势加剧，必形色败坏。脉象细小无力，隐约不现，而又如琴弦断绝，再也切按不到，反映气血已绝，生机已断，是死亡的征象。

[原文] 夫精明五色者，气之华也。赤欲如白裹朱，不欲如赭；白欲如鹅羽，不欲如盐；青欲如苍璧之泽，不欲如蓝；黄欲如罗裹雄黄，不欲如黄土；黑欲如重漆色，不欲如地苍。五色精微象见矣，

其寿不久也。夫精明者，所以视万物，别白黑，审短长。以长为短，以白为黑，如是则精衰矣。

[白话解] 双目的神采与面部的颜色，都是五脏精气的外部表现。面部出现红色，要像帛绢裹着朱砂一样，红润光泽而不显露，不应该像赭石一样，暗红发紫且没有光泽；面部白色，应该像鹅的羽毛一样白而光洁，不应该像食盐那样白而晦暗；面部青色，应该像碧玉一样莹润光泽，不要像蓝色那样青而晦暗；面部黄色，应该像丝绢包裹雄黄一样，黄而明润，不要像黄土那样，枯暗无华；面部黑色，应该像重漆一样黑而透亮，不要像泥土一样，枯暗如尘。不论面部是什么颜色，只要有明润含蓄的特点，就是精气未衰的表现，表示预后良好；假如五脏真色暴露于外，晦暗无光泽，这是真气外脱的现象，人的寿命也就不长了。如果五脏精气充足，就能滋养双目，使眼睛精明，能够准确地观察万物，分辨颜色，审察事物长短；如果视觉障碍，发展到长短不分，黑白颠倒的程度，说明五脏精气已经衰竭。

[原文] 五脏者，中之守也。中盛脏满，气盛伤恐者，声如从室中言，是中气之湿也；言而微，终日乃复言者，此夺气也；衣被不敛，言语善恶，不避亲疏者，此神明之乱也；仓廪不藏者，是门户不要也；水泉不止者，是膀胱不藏也。得守者生，失守者死。夫五脏者，身之强也。头者精明之府，头倾视深，精神将夺矣；背者胸中之府，背曲肩随，府将坏矣；腰者肾之府，转摇不能，肾将惫矣；膝者筋之府，屈伸不能，行则偻附，筋将惫矣；骨者髓之府，不能久立，行则振掉，骨将惫矣。得强则生，失强则死。

[白话解] 五脏的功能是贮藏神与精气，使其不外泄，并且能够在体内各司其职。如果邪盛于中而见脘腹胀满，喘息气急，容易惊恐，讲话声音重浊不清，像在密室中说话一样，这是中焦有湿邪的表现。如果语音低微且不断重复，或很长时间才断断续续地说出一句话，这是因为正气被劫的表现。如果病人不知用衣服遮盖，言语不分好坏，又不辨亲疏远近，这是神明错乱的表现。如果脾胃不能贮

藏水谷精气，而大便泄利不止，这是中气失守，肛门不能约束的缘故。如果小便不禁，是膀胱不能闭藏的缘故。五脏功能正常，贮藏神与精气，即使有病，也能够好转痊愈；五脏功能失常，不能守护神与精气，就会导致死亡。五脏精气充足，是身体强健的根本。头部是精气汇聚，神明所在的地方，所以称为精明之府。如果见到头部低垂不能抬起，眼睛凹陷没有光泽，这是精神将要衰败的表现。背部是胸中器官所在的地方，称为胸中之府。如果见到背部弯曲而两肩下垂，是心肺的精气衰败的表现。腰部是肾脏所在的地方，称为肾之府。如果见到腰部不能转侧摇动，是肾气将要衰惫的表现。膝关节是筋汇聚的地方，所以称为筋之府。如果膝关节屈伸不便，需要依拐而行，这是筋气衰惫的表现。骨为髓之府，如果见到不能久立，行走震颤摇摆，这是骨气衰惫的表现。如果形体强健，说明脏气未衰，虽有疾病，预后也较好；如果形体困惫衰弱，说明脏气衰败，病情不能挽回，有死亡的可能。

〔原文〕岐伯曰：反四时者，有余为精，不足为消。应太过，不足为精；应不足，有余为消。阴阳不相应，病名曰关格。

[**白话解**] 岐伯说：见到脉气与四时阴阳之气相反，脉象盛大有余的，表示邪气强盛；脉象细小而微的，表示正气消耗虚损。阳邪过盛的疾病，脉象本应表现为旺盛，反而出现不足，这是因为邪气闭阻气血，使气血不通畅的缘故；阴邪过盛的疾病，本应出现沉细微弱的脉象，反而较为旺盛，是因为正气消耗虚损，而浮散于外的缘故。这种阴阳不相顺从，气血阻滞不通的疾病名叫"关格"。

[**原文**] 帝曰：脉其四时动奈何？知病之所在奈何？知病之所变奈何？知病乍在内奈何？知病乍在外奈何？请问此五者，可得闻乎？

岐伯曰：请言其与天运转大也。万物之外，六合之内，天地之变，阴阳之应，彼春之暖，为夏之暑，彼秋之忿，为冬之怒，四变之动，脉与之上下，以春应中规，夏应中矩，秋应中衡，冬应中权。是故冬至四十五日，阳气微上，阴气微下；夏至四十五日，阴气微上，阳气微下。阴阳有时，与脉为期，

期而相失，知脉所分，分之有期，故知死时。微妙在脉，不可不察，察之有纪，从阴阳始，始之有经，从五行生，生之有度，四时为宜，补泻勿失，与天地如一，得一之情，以知死生。是故声合五音，色合五行，脉合阴阳。

[**白话解**] 黄帝问道：脉象是怎样应四时的变化而变化的呢？怎样从脉诊上知道病变的所在部位呢？怎样从脉诊上知道疾病的发展变化呢？怎样从脉诊上知道疾病在内？怎样从脉诊上知道疾病在外？这五个问题，可以给我解答一下吗？

岐伯说：让我讲一讲人体的脉象变化与天体运动规律之间的道理。万物之外，六合之内，天地间的变化，阴阳四时与之相应。如春天的气候温暖，发展为夏天的气候暑热，秋天的凉风劲急，发展为冬天的寒冷之气，这种四时气候的变化，反映了自然界阴阳的变化规律，同样，人体的脉象也随之出现相应的改变。春季的脉象如圆规划出的弧线一样圆滑；夏季的脉象如矩形一样有棱有角，洪大方正；秋季的脉象如秤杆一样，轻轻飘浮；冬季的脉象如

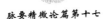

秤砣一样，沉下而不浮。四时阴阳变化的情况也是如此，冬至到立春的四十五天，阳气微升，阴气微降；夏至到立秋的四十五天，阴气微升，阳气微降。四时阴阳之气的升降有一定的规律，人体脉象的变化亦与之相应。如果脉象变化与四时阴阳的规律不相适应，根据脉象的异常变化就可知道病属何脏，再根据脏气的盛衰和四时衰旺的时期，就能判断出疾病和死亡的时间。脉象上的微妙变化，不可不加以仔细审察。诊脉的最大原则，是先从辨别脉象阴阳开始，结合五行生克的规律来分析，分析脉象是否与四时阴阳的变化相适应。如果脉象出现不足，则为虚证，要用补法来治疗；如果脉象出现有余，则为实证，要用泻法来治疗。补泻的治疗方法不能用错，才能促使人体的阴阳与自然界的阴阳恢复一致。掌握人与天地阴阳相一致的道理，以及分析脉象的方法，就能够判断疾病的预后吉凶。所以，五声与五音是相应合的，五色与五行是相应合的，而脉象与阴阳是相应合的。

[原文] 是知阴盛则梦涉大水恐惧，阳盛则梦

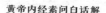

大火燔灼。阴阳俱盛，则梦相杀毁伤；上盛则梦飞，下盛则梦堕；甚饱则梦予，甚饥则梦取；肝气盛则梦怒，肺气盛则梦哭；短虫多则梦聚众，长虫多则梦相击毁伤。

是故持脉有道，虚静为保。春日浮，如鱼之游在波；夏日在肤，泛泛乎万物有余；秋日下肤，蛰虫将去；冬日在骨，蛰虫周密，君子居室。故曰：知内者按而纪之，知外者终而始之，此六者，持脉之大法。

[白话解] 阴气过盛，则会梦见涉渡大水而恐惧；阳气过盛，则会梦见大火烧灼；阴阳之气俱盛的人，则会梦见相互残杀而毁坏受伤；上部气盛的人，则会梦见飞腾；下部气盛的人，则会梦见向下堕坠；如果吃的过饱，就会梦见送食物给别人；如果饥饿，就会梦见拿取食物；肝气过盛，则会梦见发怒；肺气过盛，则会梦见悲哀啼哭；腹内短虫过多，则会梦见众人集聚；腹内长虫过多，则会梦见打架而受伤。

所以诊脉是有一定方法和要求的，但其中最基本的一条是平心静气，精神集中，这样才能保证诊察的正确。春天的脉浮，像鱼浮游于水波之中；夏天的脉充盛于皮肤，洪大而浮，像夏天万物生长繁荣茂盛的状态；秋天的脉象处于皮肤之下，像蛰虫将要伏藏；冬天的脉象沉伏在骨，像冬眠的蛰虫闭藏不出，又好像人们深居密室之中。因此，要想知道内脏的情况，可以从脉象的变化上测知；要想知道外在经脉之气的情况，可以从经脉循行的经络上诊察而知其终始。春、夏、秋、冬、内、外这六个方面，是诊脉时必须注意的法则。

[原文] 心脉搏坚而长，当病舌卷不能言；其耎而散者，当消环自己。肺脉搏坚而长，当病唾血；其耎而散者，当病灌汗，至令不复散发也。肝脉搏坚而长，色不青，当病坠若搏，因血在胁下，令人喘逆；其耎而散色泽者，当病溢饮，溢饮者渴暴多饮，而易入肌皮肠胃之外也。胃脉搏坚而长，其色赤，当病折髀，其耎而散者，当病食痹。脾脉搏坚而长，其色黄，当病少气；其耎而散色不泽者，当病足胻肿，若水状也。肾脉搏坚而长，其色黄而赤

者，当病折腰；其耎而散者，当病少血，至令不复也。

[白话解] 心脉搏击于指下，有力而坚硬，脉体过长，为心经邪气亢盛，会出现舌体卷缩而不能言语的症状；如果脉象柔软而乱散，是心气不足的反映，当有消渴的表现，等到心气恢复后会自然痊愈。肺脉搏击于指下，有力而坚硬，脉体过长，为肺经邪气亢盛，病人会出现痰中带血的症状；如果脉象柔软而散乱，是肺气虚的反映，当见汗出不止，在这种情况下，不可再用发散的方法治疗。肝脉搏击于指下，有力而坚硬，脉体过长，为肝经邪气亢盛，如果面部不出现青色，是由于跌坠或搏击所伤，瘀血停积于胁下，阻碍肺气升降，导致气逆，因而使人喘息；如果脉象柔软而散乱，是肝气不足的反映，见到面色鲜泽，则是溢饮的表现。溢饮病的出现，是由于口渴暴饮，水液不能正常排出体外，而泛溢于肌肉皮肤之间、肠胃之外的缘故。胃脉搏击于指下，有力而坚硬，脉体过长，为胃经邪气亢盛，病人会出现面色红赤，大腿疼痛如折断一样的症状；

如果脉象柔软而散乱，是胃气不足的反映，会患有食痹病。脾脉搏击于指下，有力而坚硬，脉体过长，又见面部色黄，是脾气不运的表现，病人会出现少气无力的症状；如果脉象柔软而散乱，面色不泽，是脾气虚的反映，病人会出现小腿浮肿如水肿病的表现。肾脉搏击于指下，有力而坚硬，脉体过长，又见面部发黄而红赤，是心脾之邪盛侵犯肾脏的表现，病人会出现腰部疼痛如折断一样的症状；如果脉象软柔而散乱，是精血亏虚的表现，并且不易恢复。

[原文] 帝曰：诊得心脉而急，此为何病？病形何如？

岐伯曰：病名心疝，少腹当有形也。

帝曰：何以言之？

岐伯曰：心为牡脏，小肠为之使，故曰少腹当有形也。

帝曰：诊得胃脉，病形何如？

岐伯曰：胃脉实则胀，虚则泄。

帝曰：病成而变何谓？

岐伯曰：风成为寒热，瘅成为消中，厥成为巅疾，久风为飧泄，脉风成为疠，病之变化，不可胜数。

帝曰：诸痈肿筋挛骨痛，此皆安生？

岐伯曰：此寒气之肿，八风之变也。

帝曰：治之奈何？

岐伯曰：此四时之病，以其胜治之愈也。

[白话解] 黄帝问道：诊脉时，如果见到心脉劲急，这是什么病？疾病的症状又是怎样的呢？

岐伯回答：这种病名叫心疝，少腹部位一定有形征出现。

黄帝问道：这是什么道理呢？

岐伯回答：心脏的性质属阳，与小肠在经络上相互联络，是互为表里的脏腑，因此，心脏有病就会下移给小肠，小肠受到病气的影响，就会出现少腹部的症状。

黄帝问道：诊察时见到胃脉异常，会出现什么症状呢？

岐伯回答：胃脉实则邪气有余，将会出现腹部胀满；胃脉虚则胃气不足，将会出现腹泻病。

黄帝问道：疾病的形成及其发展变化又是怎样的呢？

岐伯回答：风邪引起的疾病，可发展为寒热病；热邪引起的疾病，可成为消中病；气机紊乱而气逆上冲，可形成头晕、头痛等病证；风邪经久不愈，深入于里，影响脾脏可出现完谷不化的飧泄病；如果风邪侵入血脉，经久不去，就会变成疠风病；疾病的发展变化是难以言尽的。

黄帝问道：各种痈肿、筋挛、骨痛的病变，是怎样产生的呢？

岐伯回答：这都是因为寒气聚集和八风邪气侵犯人体后而发生的变化。

黄帝问道：要怎样治疗呢？

岐伯回答：这是由于四时不正常的气候变化引起的病变，根据五行相胜的规律来确定治则，疾病就可以痊愈。

[原文] 帝曰：有故病，五脏发动，因伤脉色，各何以知其久暴至之病乎？

岐伯曰：悉乎哉问也！征其脉小色不夺者，新病也；征其脉不夺其色夺者，此久病也；征其脉与五色俱夺者，此久病也；征其脉与五色俱不夺者，新病也。肝与肾脉并至，其色苍赤，当病毁伤不见血，已见血；湿若中水也。

尺内两旁，则季胁也，尺外以候肾，尺里以候腹，中附上，左外以候肝，内以候膈；右外以候胃，内以候脾。上附上，右外以候肺，内以候胸中；左外以候心，内以候膻中。前以候前，后以候后。上竟上者，胸喉中事也；下竟下者，少腹腰股膝胫足中事也。

[白话解] 黄帝问道：无论是五脏久病，还是触动邪气引发的新病，都会影响到脉象和面部气色而发生变化，怎样区别它是久病还是新病呢？

岐伯回答：您问得很详细啊！如果脉象虽小但气色不失于正常，就是新病；如果脉象虽无明显变化，但气色已经失常了，那么就是久病；如果脉象与气色均失于正常，也是久病；如果脉象与面色都不失于正常，就是新病。脉象沉弦，是肝脉与肾脉并至，面色苍赤，是由于外伤，而使筋骨血脉受损所致，这种情况下，无论有没有出血，形体都会发生肿胀，好像因湿邪引起水肿一样。

前臂内侧自腕至肘的皮肤叫尺肤。尺肤分为三段，在接近肘部的下段，它的内侧反映季胁的情况，外侧反映肾脏的情况，中侧反映腹部的情况。尺肤部的中段，左臂外侧反映肝脏的情况，内侧反映膈部的情况；右臂的外侧反映胃腑的情况，内侧则反映脾脏的情况。尺肤部的上段，右臂外侧反映肺脏的情况，内侧则反映胸中的情况；左臂外侧反映心脏的情况，内侧反映膻中的情况。尺肤部的前面，反映身前胸腹的情况；尺肤部的后面，反映后背部的情况。从尺肤上段至鱼际的部位，反映胸部及喉咙的情况；从尺肤下段至肘横纹的部位，反映少腹、腰、大腿、膝、小腿、足等处的情况。

[原文] 粗大者，阴不足阳有余，为热中也。来疾去徐，上实下虚，为厥巅疾；来徐去疾，上虚下实，为恶风也。故中恶风者，阳气受也。有脉俱沉细数者，少阴厥也；沉细数散者，寒热也；浮而

散者为眴仆。诸浮不躁者皆在阳，则为热；其有躁者在手。诸细而沉者皆在阴，则为骨痛；其有静者在足。数动一代者，病在阳之脉也，泄及便脓血。诸过者切之，涩者阳气有余也，滑者阴气有余也。阳气有余为身热无汗，阴气有余为多汗身寒，阴阳有余则无汗而寒。推而外之，内而不外，有心腹积也。推而内之，外而不内，身有热也。推而上之，上而不下，腰足清也。推而下之，下而不上，头项痛也。按之至骨，脉气少者，腰脊痛而身有痹也。

[白话解] 脉象洪大者，是阴精不足而阳有余的反映，多为里热之病。脉象来时急疾而去时徐缓者，是上部邪气壅滞而下部正气不足的反映，气逆上冲，多发为颠顶疼痛一类的疾病。脉象来时徐缓而去时急疾者，是由于上部正气不足而下部邪气壅滞所致，多为厉害的风邪引起的疾病。患这种病的原因，是因为阳气虚而失去捍卫的功能，所以才感受邪气而发病。两手脉均见沉细数者，是少阴厥病。如果脉象见沉细数而且散乱者，是阴盛阳虚或阴虚火旺的反映，多为虚劳寒热之病。如果脉象浮而散

乱，是气血不足的反映，多发为眩晕仆倒之病。如果见到脉象浮而不急躁者，是病邪在表的表现，病在足三阳经，多发为热性疾病；如果脉象浮而急躁者，也是病邪在表的表现，病在手三阳经。如果见到脉象细而沉者，是病在里的表现，多发为骨节疼痛，病在手三阴经；如果见到脉象细沉而静者，也是病在里的表现，病在足三阴经。如果脉象数动而见一次歇止的，是病在三阳经的表现，为阳热郁滞，可出现泄利或大便带脓血的疾病。诊察到各种异常脉象时，如见涩脉是阳气有余的反映；如见滑脉是阴气有余的反映。阳气有余则表现为发热而无汗；阴气有余则表现为多汗而身寒；阴气与阳气均有余则出现无汗而身寒的症状。如果按脉浮取不见，而沉取则脉沉而不浮，是邪气在内的表现，多为心腹有积的里证。如果重按脉动不明显，轻按脉象浮而不沉，是邪气在外的表现，多为发热恶寒的表证。如果脉的上部有搏动，但搏动只见于上部，说明上实下虚，所以出现腰足清冷的症状。如果脉的下部有搏动，但搏动只见于下部，说明上虚下实，所以出现头项疼痛的症状。如果重按至骨，而脉微欲绝，是阳气虚弱的表现，所以出现腰脊疼痛及身体局部麻木不仁的痹证。

平人气象论篇第十八

[原文] 黄帝问曰：平人何如？

岐伯对曰：人一呼脉再动，一吸脉亦再动，呼吸定息脉五动，闰以太息，命曰平人。平人者，不病也。常以不病调病人，医不病，故为病人平息以调之为法。人一呼脉一动，一吸脉一动，曰少气。人一呼脉三动，一吸脉三动而躁，尺热曰病温，尺不热脉滑曰病风，脉涩曰痹。人一呼脉四动以上曰死，脉绝不至曰死，乍疏乍数曰死。

[白话解] 黄帝问道：正常人的脉象是怎样的呢？

岐伯回答：正常人一次呼气脉跳动两次，一次吸气脉也跳动两次，呼气与吸气间隔的时间内，脉又跳动一次，这样一息脉跳动五次。此外，人们呼吸偶尔有一次长吸气，脉又跳动一次。一次呼吸，脉搏跳动五六次，这是正常人的脉象。所谓平人，就是健康无病的人。通常以无病之人的呼吸为标准，

145

来衡量病人脉搏的至数。医生是没有病的，可以用自己的呼吸来衡量病人脉搏的次数。如果一呼与一吸脉各跳动一次，脉象过迟，反映正气不足。如果一呼与一吸脉各跳动三次，脉象急疾，并且尺肤发热，是温病的表现；如果脉象急疾且滑利，而尺肤不热，是感受风邪而发生的病变；如果脉象涩滞，是患痹证的表现。如果见到一呼一吸脉跳动八次以上，脉象极数，是阳气盛极而阴精枯竭的死脉；如果脉搏中断，绝而不来，是正气衰竭的死脉；如果脉搏忽快忽慢，是阴阳气血败绝紊乱的死脉。

[**原文**] 平人之常气禀于胃，胃者平人之常气也，人无胃气曰逆，逆者死。

春胃微弦曰平，弦多胃少曰肝病，但弦无胃曰死。胃而有毛曰秋病，毛甚曰今病。脏真散于肝，肝藏筋膜之气也。夏胃微钩曰平，钩多胃少曰心病，但钩无胃曰死，胃而有石曰冬病，石甚曰今病。脏真通于心，心藏血脉之气也。长夏胃微耎弱曰平，弱多胃少曰脾病，但代无胃曰死，耎弱有石曰冬病，弱甚曰今病。脏真濡于脾，脾藏肌肉之气也。秋胃微毛曰平，毛多胃少曰肺病，但毛无胃曰死，毛而有弦曰春病，弦甚曰今病。脏真高于肺，以行荣卫阴阳也。冬胃微石曰平，石多胃少曰肾病，但石无胃曰死，石而有钩曰夏病，钩甚曰今病。脏真下于肾，肾藏骨髓之气也。

[白话解] 健康人的脉气都来源于胃，胃为水谷之海，是人体气血生化之源，所以胃气为健康人的脉气。人如果没有胃气，就是危险的现象，甚者导致死亡。

胃气盛衰变化，可以在四时五脏的脉象中表现出来：春天有胃气的脉象是弦而柔和的，是无病的表现；如果脉象弦而缺少和缓柔和之象，说明肝脏患病；如果见到弦而无和缓柔和之象的真脏脉，主死；如果脉中虽有胃气而兼见浮散之象，是春季见到秋季的脉象，可以预测到秋天就会生病；如果浮散的现象过甚，则说明春木之气被秋金之气所伤，会立即发病。肝气旺于春，春天五脏之气散于肝，而滋养筋膜，所以说肝藏筋膜之气。夏天有胃气的脉象是缓和带有洪象，是无病的表现；如果脉象洪且缺少缓和之象，说明心脏患病；如果见到洪大而无柔和之象的真脏脉，主死；如果脉中胃气而兼见沉象，是夏季见到冬季的脉象，可以预测其到了冬天就会生病；如果沉脉过甚，则说明夏火之气被冬水之气所伤，会立即发病。心气旺于夏，夏天五脏之气通于心，心主血脉，滋养血脉，所以说心藏血脉之气。长夏有胃气的脉象是缓和中带有柔软，是无病的表现；如果脉象柔软且缺少缓和之象，说明脾脏患病；如果见到柔软而无和缓之象的真脏脉，主死；如果柔软脉中兼见沉象，这是长夏季节见到冬季的脉象，是土气虚衰而水反侮土的脉象，说明病人体内脾土之气不足，而寒水之气过盛，可以预测其到了冬天就会生病；如果沉弱脉过甚，说明脾脏虚极，而水寒过盛，就会立即发病。脾气旺于长夏，长夏五脏之气通于脾，脾主肌肉，滋养肌肉，所以说脾藏肌肉之气。秋天有胃气的脉象浮而和缓，无病的表现；如果脉象浮而缺少和缓柔和之象，说明肺脏患病；如果见到浮而无和缓柔和之象的真脏脉，主死；如果浮脉中兼见弦象，是金气衰而木气反侮的现象，可以预测其到了春天就会生病；如果弦象过甚，木气过盛，就会立即发病。肺旺于秋而居上焦，秋天五脏之气藏于肺，肺主气而朝百脉，有助于营卫阴阳之气的运行。冬天有胃气的脉象是沉而和缓的，是无病的表现；如果脉象沉而缺少和缓柔和之象，说明肾脏患病；如果见到沉而无和缓柔和之象的真脏脉，主死；如果沉脉中兼见洪脉，是水气衰而火气反侮的现象，可以预测其到了夏天就会生病；如果洪象过甚，是由于肾气太虚，而火气极盛，所以会立即发病。肾旺于冬而居人体的下焦，冬天五脏之气藏于肾，肾主骨，滋养骨髓，所以说肾藏骨髓之气。

[原文] 胃之大络。名曰虚里，贯鬲络肺，出于左乳下，其动应衣，脉宗气也。盛喘数绝者，则病在中；结而横，有积矣；绝不至曰死。乳之下其动应衣，宗气泄也。

[白话解] 胃经的大络，名叫虚里。此络脉从胃贯鬲而上络于肺，出于左乳下，搏动时手可以感觉得到，这是积于胸中的宗气鼓动其脉跳动的表现。

如果虚里处搏动急促不柔和兼有短时中断的现象，是宗气不守，病在胸中的反映；如果虚里搏动结实有力，横挺指下，时而一止，主有积病；如果搏动停止不再到来，这就是死亡的表现；如果虚里跳动剧烈而外见于衣，这是宗气失藏而外泄的现象。

[原文] 欲知寸口太过与不及，寸口之脉中手短者，曰头痛；寸口脉中手长者，曰足胫痛；寸口脉中手促上击者，曰肩背痛；寸口脉沉而坚者，曰病在中；寸口脉浮而盛者，曰病在外。寸口脉沉而弱，曰寒热及疝瘕少腹痛。寸口脉沉而横，曰胁下有积，腹中有横积痛。寸口脉沉而喘，曰寒热。脉盛滑坚者，曰病在外。脉小实而坚者，病在内。脉小弱以涩，谓之久病。脉滑浮而疾者，谓之新病。脉急者，曰疝瘕少腹痛。脉滑曰风，脉涩曰痹。缓而滑曰热中。盛而紧曰胀。

[白话解] 欲从寸口脉太过和不及来识别疾病，寸口脉象应指而短，会出现头痛。寸口脉应指而长，会出现足部及小腿部疼痛。寸口应指急促而有力，搏击于指下，会出现肩背疼痛。寸口脉沉而坚硬，

是邪气在内的反映。寸口脉浮而盛大，是邪气在表的反映。寸口脉沉而弱，会出现寒热、疝瘕积聚及少腹疼痛等病变。寸口脉沉而横居，说明胁下有积聚，或腹中有积块。寸口脉沉而急促，会出现寒热之病。脉盛大滑而坚，主病在外。脉小实而坚，主病在内。脉小弱而涩，是为久病。脉来滑利浮而疾数，是为新病。脉来紧急，会出现疝瘕及少腹疼痛。脉来滑利，多由风邪引起。脉来涩滞，会出现痹证。脉来缓而滑利，为脾胃有热，主中焦病热。脉来盛紧，为寒邪亢盛，主腹部胀满。

[**原文**] 脉从阴阳，病易已；脉逆阴阳，病难已。脉得四时之顺，曰病无他；脉反四时及不间脏，曰难已。臂多青脉，曰脱血。尺脉缓涩，谓之解㑊。安卧脉盛谓之脱血，尺涩脉滑，谓之多汗。尺寒脉细，谓之后泄。脉尺粗常热者，谓之热中。

[**白话解**] 脉象与疾病阴阳属性一致，就容易痊愈；若脉象与疾病的阴阳属性相反，则很难痊愈。脉象与四时阴阳相应为顺，即使患病，也没有什么危险；脉象与四时阴阳相反，以及不间脏而传变的，

则疾病很难痊愈。臂上多有青筋出现，是血少脉空的表现，见于脱血之证。尺肤缓而脉来涩，反映气血不足的反映，多表现为倦怠懈惰。病人久卧不起脉象数急而大鼓，是血去气无所主征象，见于脱血之证。尺肤涩而脉象滑，是阳气有余而阴血虚少的反映，会有多汗的症状。尺肤寒而脉象细，是阴气盛于内而阳气虚衰的反映，会出现腹泻。脉见粗大而尺肤常热的，反映阳盛于内，多表现为里热证。

[原文] 肝见庚辛死，心见壬癸死，脾见甲乙死，肺见丙丁死，肾见戊己死。是谓真脏见皆死。

颈脉动喘疾咳，曰水。目裹微肿如卧蚕起之状，曰水。溺黄赤安卧者，黄疸。已食如饥者，胃疸。面肿曰风。足胫肿曰水。目黄者曰黄疸。妇人手少阴脉动甚者，妊子也。

[白话解] 如果五脏出现毫无胃气的真脏脉，就会死于其所不胜之日。肝脏的真脏脉出现，到庚辛日就会死亡；心脏的真脏脉出现，到壬癸日就会死亡；脾脏的真脏脉出现，到甲乙日就会死亡；肺脏的真脏脉出现，到丙丁日就会死亡；肾脏的真脏

脉出现，到戊己日就会死亡。这就是说出现真脏脉，均主死亡。

颈部的人迎脉搏动过甚，且气喘咳嗽，是水气上凌心肺的反映。眼睑浮肿如卧蚕一样光亮，为水肿病的表现。小便颜色黄赤，且嗜睡喜卧，是黄疸病的表现。饮食后，很快又饥饿，是胃疸病的表现。面部浮肿明显，为风水病的表现。小腿及两足浮肿，是由水湿引起的水肿病。眼白发黄，也是黄疸病的表现。妇人手少阴心脉搏动明显，是怀孕的征象。

[原文] 脉有逆从四时，未有脏形。春夏而脉瘦，秋冬而脉浮大，命曰逆四时也。风热而脉静，泄而脱血脉实，病在中脉虚，病在外脉涩坚者，皆难治，命曰反四时也。

人以水谷为本，故人绝水谷则死，脉无胃气亦死。所谓无胃气者，但得真脏脉不得胃气也。所谓脉不得胃气者，肝不弦肾不石也。

太阳脉至，洪大以长；少阳脉至，乍数乍疏，乍短乍长；阳明脉至，浮大而短。

[白话解] 脉象不与四时相应的，就见不到本

脏应时的正常脉象。例如春夏季不见弦、洪脉，而反见沉、涩脉；秋冬季不见毛、石脉，而反见浮大脉，这都是与四时相反的脉象。风热为病，脉象应浮大反而沉静；患有泄利以及失血病，津血受伤，脉象应虚细反而实大；疾病在内，脉象应沉反而浮虚；疾病在外，脉象应浮反而坚涩，以上都是脉证相反的难治之病，叫作"反四时"。

人依靠水谷的营养而生存，所以当断绝水谷后，就会死亡；胃气化生于水谷，如果脉中没有胃气，人也要死亡。所谓脉中没有胃气，就是出现了真脏脉，而见不到胃气的表现。所谓见不到胃气，就是指春天肝脉无微弦之象，冬天肾脉无微石之象等。

人体之脉气，随时令的改变而变化，如五月、六月太阳之气旺盛，脉象洪大而长，为阳气旺盛的反映；正月、二月少阳之气旺盛，脉象忽快忽慢，忽短忽长，为阳气初生的反映；三月、四月阳明之气旺盛，脉象浮大而短，为阳气将盛而未大盛的反映。

［原文］夫平心脉来，累累如连珠，如循琅玕，曰心平。复以胃气为本。病心脉来，喘喘连属，其

中微曲，曰心病。死心脉来，前曲后居，如操带钩，曰心死。

平肺脉来，厌厌聂聂，如落榆荚，曰肺平，秋以胃气为本。病肺脉来，不上不下，如循鸡羽，曰肺病。死肺脉来，如物之浮，如风吹毛，曰肺死。

平肝脉来，耎弱招招，如揭长竿末梢，曰肝平，春以胃气为本。病肝脉来，盈实而滑，如循长竿，曰肝病。死肝脉来，急益劲，如新张弓弦，曰肝死。

平脾脉来，和柔相离，如鸡践地，曰脾平，长夏以胃气为本。病脾脉来，实而盈数，如鸡举足，曰脾病。死脾脉来，锐坚如乌之喙，如鸟之距，如屋之漏，如水之流，曰脾死。

平肾脉来，喘喘累累如钩，按之而坚，曰肾平，冬以胃气为本。病肾脉来，如引葛，按之益坚，曰肾病。死肾脉来，发如夺索，辟辟如弹石，曰肾死。

[白话解] 正常的心脉，圆润像珠子一样，连续不断地流动着，又像抚摸美玉琅玕那样柔滑，这就是心脏的平脉。夏天以胃气为本，脉象当柔和而微洪。如果脉来急促，在连续急促之中，带有微曲

之象，这是心的病脉。将死的心脉来时，脉初来时有曲回之象，后则端直，如抚摸衣带上的钩子一样坚硬，全无和缓之意，这是心的死脉。

正常的肺脉来时，轻虚而浮，像榆荚下落一样的轻浮和缓，这是肺的平脉。秋天以胃气为本，脉当柔和而微浮。有病的肺脉来时，不上不下，如抚摸鸡毛一样，这是肺的病脉。将死的肺脉来时，轻浮而无根，如物体漂浮在水面上，又像风吹茅草一样，飘忽不定，散动无根，这是肺的死脉。

正常的肝脉来时，柔软而弦长，犹如高举的长竿末梢那样柔软而长，这是肝的平脉。春天以胃气为本，脉象柔和而微弦。有病的肝脉来时，弦长坚硬而滑，如同抚摸长竿一样，坚硬而不柔和，这是肝的病脉。将死的肝脉来时，弦急而坚劲，好像新张弓弦一样紧绷而强劲，这是肝的死脉。

正常的脾脉来时，从容和缓，至数均匀分明，好像鸡足缓缓落地那样轻缓而从容不迫，这是脾的平脉。长夏以胃气为本，脉当和缓。有病的脾脉来时，脉象充实硬满而急数，好像鸡举足那样急疾，这是脾的病脉。将死的脾脉来时，或短硬而尖锐，如同鸟的嘴和爪子；或时动复止而没有规律，如同屋顶漏水；或去而不返，如同水流之逝，这是脾的死脉。

正常的肾脉来时，沉而滑利，连续不断而又有曲回之象，按之坚实，这是肾的平脉。冬天以胃气为本，脉象应当柔软而微沉。有病的肾脉来时，如牵引葛藤一样，越按越坚硬，这是肾的病脉。将死的肾脉来时，好像两个人争夺绳索一般，坚硬而劲急，又如同以指弹石那样，急促而坚硬，这是肾的死脉。

玉机真脏论篇第十九

[原文] 黄帝问曰：春脉如弦，何如而弦？

岐伯对曰：春脉者肝也，东方木也，万物之所以始生也，故其气来，耎弱轻虚而滑，端直以长，故曰弦，反此者病。

帝曰：何如而反？

岐伯曰：其气来实而强，此谓太过，病在外；其气来不实而微，此谓不及，病在中。

帝曰：春脉太过与不及，其病皆何如？

岐伯曰：太过则令人善忘，忽忽眩冒而巅疾；其不及则令人胸痛引背，下则两胁胠满。

[白话解] 黄帝问道：春天的脉象如弦，怎样才算弦呢？

岐伯回答：春天的脉主应肝脏，肝在五方属东方，在五行属木，春天是万物开始生长的季节，因此脉气来时，软弱轻虚而滑，端直而长，如弓弦一样，所以叫作弦。与此相反的脉象就是病脉。

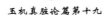
黄帝问道：怎样才算反常的脉象呢？

岐伯回答：脉气来时过于强劲有力，这叫作太过，主病在外；脉气来时不充实且微弱无力，叫作不及，主病在里。

黄帝又问：春脉太过与不及，会发生怎样的病变？

岐伯说：春脉太过会使人健忘，精神恍惚，头昏头痛，且会发生颠顶部位的疾病；春脉不及会使人胸部作痛，牵连背部，向下则两侧胁肋部位胀满。

[原文] 帝曰：善。夏脉如钩，何如而钩？

岐伯曰：夏脉者心也，南方火也，万物之所以盛长也，故其气来盛去衰，故曰钩，反此者病。

帝曰：何如而反？

岐伯曰：其气来盛去亦盛，此谓太过，病在外，其气来不盛去反盛，此谓不及，病在中。

帝曰：夏脉太过与不及，其病皆何如？

岐伯曰：太过则令人身热而肤痛，为浸淫；其不及则令人烦心，上见咳唾，下为气泄。

[白话解] 黄帝说：讲得好。夏天的脉象如钩，

怎样才算钩呢?

岐伯回答:夏天的脉主应心脏,心在五方属南方,在五行属火,夏天是万物生长茂盛的季节,因此脉气来时充盛,去时轻微,犹如钩的形状,所以叫作钩。与此相反的脉象就是病脉。

黄帝又问:怎样才算反常的脉象呢?

岐伯答道:脉气来时充盛,去时仍然充盛,这叫作太过,主病在外;脉气来时不充盛,去时反而充盛,这叫作不及,主病在里。

黄帝又问:夏脉的太过与不及,会发生怎样的病变?

岐伯答道:太过会使人身体发热,肌肤疼痛,热邪侵淫成疮;不及会使人心烦不安,上及于肺,会出现咳吐涎沫,气下陷会出现矢气过多。

[原文] 帝曰:善。秋脉如浮,何如而浮?

岐伯曰:秋脉者肺也,西方金也,万物之所以收成也。故其气来轻虚以浮,来急去散,故曰浮,反此者病。

帝曰:何如而反?

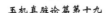

岐伯曰：其气来，毛而中央坚，两旁虚，此谓太过，病在外；其气来，毛而微，此谓不及，病在中。

帝曰：秋脉太过与不及，其病皆何如？

岐伯曰：太过则令人逆气而背痛。愠愠然，其不及则令人喘，呼吸少气而咳，上气见血，下闻病音。

[**白话解**] 黄帝说：讲得好。秋天的脉象如浮，怎样才算浮呢？

岐伯答：秋天的脉主应肺脏，肺在五方属西方，在五行属金，秋天是万物收获的季节，因此脉气来时轻虚以浮，来急去散，所以叫作浮。与此相反的脉象就是病脉。

黄帝问道：怎样才算反常的脉象呢？

岐伯回答：脉气来时浮而中央坚，两旁空虚，这叫作太过，主病在外；脉气来时浮而微，这叫作不及，主病在里。

黄帝又问：秋脉太过与不及，会发生怎样的病变？

岐伯答：秋脉太过会使人气上逆，背部作痛，胸中郁闷而不舒畅；秋脉不及会使人呼吸短气，咳嗽气喘，气上逆而出现咳血，喉间有喘鸣的声音。

[原文] 帝曰：善。冬脉如营，何如而营？

岐伯曰：冬脉者肾也。北方水也，万物之所以合藏也，故其气来沉以搏，故曰营，反此者病。

帝曰：何如而反？

岐伯曰：其气来如弹石者，此谓太过，病在外；其去如数者，此谓不及，病在中。

帝曰：冬脉太过与不及，其病皆何如？

岐伯曰：太过则令人解㑊，脊脉痛而少气不欲言；其不及则令人心悬如病饥，眇中清，脊中痛，少腹满，小便变。

帝曰：善。

[白话解] 黄帝说：讲得好。冬天的脉象如营，怎样才算营呢？

岐伯说：冬天的脉主应肾脏，肾在五方属北方，在五行属水，冬天是万物闭藏的季节，因此脉气来时沉而濡，如同军队的营垒，沉静而内含生机，所以叫作营。与此相反的脉象就是病脉。

黄帝问：怎样才算反常的脉象呢？

岐伯答：脉气来时如弹石一般坚硬，这叫作太过，主病在外；脉气去时似数而非数，这叫作不及，主病在里。

黄帝问道：冬脉太过与不及，会发生怎样的病变？

岐伯回答：冬脉太过会使人倦怠无力，脊背疼痛，气短懒言；不及则使人心中空虚如有饥饿的感觉，胁下空软的部位清冷，脊背疼痛，少腹胀满，小便异常。

黄帝说：讲得好。

[原文] 帝曰：四时之序，逆从之变异也，然脾脉独何主？

岐伯曰：脾脉者土也，孤脏以灌四傍者也。

帝曰：然则脾善恶可得见之乎？

岐伯曰：善者不可得见，恶者可见。

帝曰：恶者何如可见？

岐伯曰：其来如水之流者，此谓太过，病在外。

如鸟之喙者，此谓不及，病在中。

帝曰：夫子言脾为孤脏，中央以灌四旁，其太过与不及，其病皆何如？

岐伯曰：太过则令人四肢不举；其不及，则令人九窍不通，名曰重强。

帝瞿然而起，再拜而稽首曰：善。吾得脉之大要，天下至数，五色脉变，揆度奇恒，道在于一，神转不回，回则不转，乃失其机，至数之要，迫近以微，著之玉版，藏之脏腑，每旦读之，名曰"玉机"。

[白话解] 黄帝说：春、夏、秋、冬四时的脉象，分别于肝、心、肺、肾四脏相通，有逆有从，变化各异，但是脾脏的脉象与哪个时令相通呢？

岐伯说：脾脉属土，位居中央为孤脏，具有灌溉、滋养其余四脏的作用。

黄帝问道：脾脏的正常与异常，可以从脉象上看出来吗？

岐伯回答：正常的脾脉是看不到的，而脾脏的病脉是可以见到的。

黄帝问道：脾脉的病脉是怎样的呢？

岐伯回答：脉气来时，如水流那样滔滔洪盛，这叫作太过，主病在外；如果像鸟喙一样短硬尖锐，这叫作不及，主病在内。

黄帝说：先生讲到，脾为孤脏，位居中央属土，具有灌溉四旁脏腑的作用，那么它的太过和不及各会发生什么样的病变？

岐伯说：太过会使人四肢沉重不能举动，不及则使人九窍闭塞不通，病名为重强。

黄帝惊悟起身，再次行礼说：太好了！我懂得诊脉的要领了，这是天下最重要的道理。审察脉象的变化，结合五色的表现，分析正常与异常，关键就在于一个"神"字。人体气血阴阳是神的物质基础，随着四时的推移而运转不息，永不停息，倘若紊乱不能正常运转，就失去了生机。这是极其重要的道理，而且非常微妙，要把它镌刻在玉版上面，藏于枢要内府，每天早上诵读，所以称它为"玉机"。

[原文] 五脏受气于其所生，传之于其所胜，

气舍于其所生，死于其所不胜。病之且死，必先传
行至其所不胜，病乃死。此言气之逆行也，故死。
肝受气于心，传之于脾，气舍于肾，至肺而死。心
受气于脾，传之于肺，气舍于肝，至肾而死。脾受
气于肺，传之于肾，气舍于心，至肝而死。肺受气
于肾，传之于肝，气舍于脾，至心而死。肾受气于
肝，传之于心，气舍于肺，至脾而死。此皆逆死也。
一日一夜五分之，此所以占死生之早暮也。

[白话解] 根据五行相生相克的关系，五脏疾
病的传变，是接受其所生之脏的病气，传给其所胜
之脏，病气留止于生己之脏，死于克己之脏。当疾
病发展到将死的时候，必定会先传于克己之脏，病
人才会死亡。这是病气的逆传，所以会死亡。例如，
肝脏接受来自于心脏的病气，而又传行于脾脏，其
病气留止于肾脏，最后传到肺脏而死亡。心脏接受
来自脾脏病气，又传行于肺脏，其病气留止于肝脏，
最后传到肾脏而死亡。脾脏接受来自肺脏的病气，
传行于肾脏，病气留止于心脏，最后传到肝脏而死
亡。肺脏接受来自肾脏的病气，传行于肝脏，病气

留止于脾脏，最后传到心脏而死亡。肾脏接受肝脏的病气，传行于心脏，病气留止于肺脏，最后传到脾脏而死亡。以上都是病气逆传而死亡的规律。以一日一夜划分为五个时间段，分属五脏，就可以推测死亡的时间。

[原文] 黄帝曰：五脏相通，移皆有次。五脏有病，则各传其所胜。不治，法三月若六月，若三日若六日，传五脏而当死，是顺传所胜之次。故曰：别于阳者，知病从来；别于阴者，知死生之期。言知至其所困而死。

是故风者百病之长也，今风寒客于人，使人毫毛毕直，皮肤闭而为热，当是之时，可汗而发也；或痹不仁肿病，当是之时，可汤熨及火灸刺而去之。弗治，病入舍于肺，名曰肺痹，发咳上气。弗治，肺即传而行之肝，病名曰肝痹，一名曰厥，胁痛出食。当是之时，可按若刺耳。弗治，肝传之脾，病名曰脾风，发瘅，腹中热，烦心出黄，当此之时，可按可药可浴。弗治，脾传之肾，病名曰疝瘕，少腹冤热而痛，出白，一名曰蛊，当此之时，可按可药。弗治，肾传之心，病筋脉相引而急，病名曰瘈，当此之时，可灸可药。弗治，满十日，法当死。肾因传之心，心即复反传而行之肺，发寒热，法当三岁死，此病之次也。然其卒发者，不必治于传，或其传化有不以次，不以次入者，忧恐悲喜怒，令不得以其次，故令人有大病矣。因而喜大虚则肾气乘矣，怒则肝气乘矣，悲则肺气乘矣，恐则脾气乘矣，忧则心气乘矣，此其道也。故病有五，五五二十五变，及其传化。传，乘之名也。

[白话解] 黄帝说：五脏之间，其气相通，病气的传变，有一定的次序。如果五脏有病，则向其所胜之脏传变；如果得不到正确的治疗，那么长则三个月或六个月，短则三天或六天，传遍五脏就会死亡，这是病气顺传的规律。所以说，能辨别胃气盛衰，就可以知道疾病从何脏而来；能辨别真脏脉，就可以推测疾病的死生日期。这就是说，要知道病气传至其所不胜之脏时会导致死亡。

因为风为六淫之首，所以称它为百病之长。风寒之邪侵袭人体，使人毫毛竖起，皮肤汗孔闭塞而

发热，在这个时候，可用发汗的方法治疗；如果风
寒之邪侵入经络，出现麻痹不仁或肿痛等症状，此
时可用汤药熏洗、热敷，或用艾灸、针刺等方法来
祛散邪气。如果不及时治疗，病气内传于肺，叫作
肺痹，可出现咳嗽气喘等症状。如果没有及时治疗，
病气就会传行于肝，叫作肝痹或厥，出现胁痛、吐
食的症状，在这个时候，可用按摩或针刺等方法治
疗。如果不给予治疗，就会传行于脾，成为脾风，
出现黄疸、腹中热、心情烦躁、小便黄色等症状，
这时，可用按摩、药物或药汤沐浴等方法治疗。如
果再不治疗，就会传行于肾，形成疝瘕，出现少腹
烦热疼痛、小便色白而浑浊等症状，又称为蛊病，
在这个时候，可用按摩或药物治疗。如果再不进行
治疗，病气就会由肾传行于心，发生筋脉牵引拘挛
的瘛病，在这个时候，可用艾灸或药物进行治疗。
如果仍不给予治疗，十日之后，就会死亡。倘若病
邪由肾传心，心又复传于其所胜之肺脏，可出现寒
热的症状，那么三天后就会死亡。以上是内伤病传
变的一般次序。假如是骤然爆发的疾病，就不必拘

泥于上述传变次序进行治疗。有些疾病不按照这个次序进行传变，如忧、恐、悲、喜、怒情志过激引发的疾病，就不是按照这个次序相传的，所以使人患大病。比如由于喜极而伤心，心虚则肾气相乘；或因大怒，使肝气横逆，出现肝气乘脾；或因悲伤过度，出现肺气乘肝；或因惊恐太过，损伤肾气，则肾气虚，脾气乘肾；或因忧愁过度，则肺气内虚，心气乘肺。这是五种情志过激而引起的疾病，病气都不以一般的次序传变。所以病虽有五，但其传变时，就有五五二十五种变化。所谓传，就是相乘的另一种说法。

[原文] 大骨枯槁，大肉陷下，胸中气满，喘息不便，其气动形，期六月死，真脏脉见，乃予之期日。大骨枯槁，大肉陷下，胸中气满，喘息不便，内痛引肩项，期一月死，真脏见，乃予之期日。大骨枯槁，大肉陷下，胸中气满，喘息不便，内痛引肩项，身热脱肉破䐃。真脏见，十月之内死。大骨枯槁，大肉陷下，肩髓内消，动作益衰，真脏来见，期一岁死，见其真脏，乃予之期日。大骨枯槁，大

肉陷下，胸中气满，腹内痛，心中不便，肩项身热，破䐃脱肉，目眶陷，真脏见，目不见人，立死，其见人者，至其所不胜之时则死。急虚身中卒至，五脏绝闭，脉道不通，气不往来，譬于堕溺，不可为期。其脉绝不来，若人一息五六至，其形肉不脱，真脏虽不见，犹死也。

[白话解] 骨骼枯槁，肌肉瘦削，这是先天之本肾和后天之本脾两脏衰弱的表现。如果出现胸中气满，呼吸困难，张口抬肩，伴有身体振动，这是肺脏衰弱的表现，大约六个月后就会死亡。如果出现真脏脉，就可以预知死亡日期。出现大骨枯槁、肌肉瘦削、胸中气满而胀闷、气喘、呼吸困难、胸中疼痛牵引肩项的症状，是心气衰弱的表现，大约一个月后就会死亡。如果见到了真脏脉，就可以预见死亡日期。大骨枯槁、肌肉瘦削、胸中气满、呼吸困难、胸中疼痛，甚则牵引肩背，全身发热，极度消瘦、肌肉破溃，这是脾气败绝的表现，如果又出现了真脏脉，十个月之内就会死亡。大骨枯槁、肌肉瘦削、两肩下垂、骨髓消耗殆尽、动作迟缓无

力，这是肾气严重衰竭的表现，即使没有出现真脏脉，大约一年后也会死亡；如果见到真脏脉，就可以预知具体的死亡日期。大骨枯槁、肌肉瘦削、胸中气满、腹中痛、心中不适、肩项及身上均发热、肌肉破溃、目眶下陷，如果见到真脏脉，而眼睛看不到人，说明精气已绝，会立即死亡；如果眼睛尚能看到人，则到了肝脏所不胜的时辰或日期，就会死亡。如果正气暴虚，外邪陡然侵入人体，以致五脏气机闭塞，周身脉道不通，好像从高处坠下，或像落水淹溺一样，是无法预测死亡时日的。如果见到脉搏断绝而不至，或跳动异常疾数，一呼脉来五六至，虽然形体没有衰败，真脏脉也没有出现，但仍然会死亡。

[原文] 真肝脉至，中外急，如循刀刃，责责然，如按琴瑟弦，色青白不泽，毛折，乃死。真心脉至，坚而搏，如循薏苡子累累然，色赤黑不泽，毛折，乃死。真肺脉至，大而虚，如以毛羽中人肤，色白赤不泽，毛折，乃死。真肾脉至，搏而绝，如指弹石辟辟然，色黑黄不泽，毛折，乃死，真脾脉

至，弱而乍数乍疏，色黄青不泽，毛折，乃死。诸真脏脉见者，皆死不治也。

黄帝曰：见真脏曰死，何也？

岐伯曰：五脏者皆禀气于胃，胃者五脏之本也；脏气者，不能自致于手太阴，必因于胃气，乃至于手太阴也，故五脏各以其时，自为而至于手太阴也。故邪气胜者，精气衰也，故病甚者，胃气不能与之俱至于手太阴，故真脏之气独见，独见者病胜脏也，故曰死。

帝曰：善。

[白话解] 肝脏的真脏脉到来，脉体中外劲急，如按在刀口上一样锋利，或如按在琴弦上一样硬直，面色青白而不润泽，当出现毛发断折时，就要死亡。心脏的真脏脉到来，表现为坚硬而搏击手指，好像按到薏苡子一样短而坚实，病人面色红黑不润泽，当出现毛发断折时，就要死亡。肺脏的真脏脉至，脉体大而空虚，好像用羽毛触摸人的皮肤一般轻虚，面色白赤而不润泽，当出现毛发断折时，就要死亡。肾脏的真脏脉到来，坚硬而搏击手指，犹如拉紧的

绳索突然断开一样，或如用手指弹石一样坚实不柔，面色黑黄而不润泽，当出现毛发断折，就要死亡。脾脏的真脏脉到来，软弱无力，快慢不匀，面色黄青而不润泽，当出现毛发断折时，就要死亡。凡是见到五脏的真脏脉，都是不治的死证。

黄帝问道：见到真脏脉象就要死亡，是什么道理呢？

岐伯回答：五脏的营养，都赖于胃腑的水谷精微，因此胃气是五脏的根本。如果胃气充足，五脏的功能旺盛，在手太阴经的寸口上，就能够反映出正常的脉象。五脏之气，不能自行到达于手太阴寸口，必须借助胃气的敷布，才能到达手太阴经。因此，五脏之气能够在其相应的时令，出现于手太阴经的寸口，都是依靠胃气来实现的。如果邪气亢盛，必定使精气虚衰，所以病到严重时，胃气就不能与五脏之气一同到达手太阴经，那么某一脏的真脏脉象就会单独出现。真脏之气独见，是邪气胜而正气衰弱的表现，所以就要死亡。

黄帝说：讲得好。

[原文] 黄帝曰：凡治病，察其形气色泽，脉之盛衰，病之新故，乃治之无后其时。形气相得，谓之可治；色泽以浮，谓之易已；脉从四时，谓之可治；脉弱以滑，是有胃气，命曰易治，取之以时。形气相失，谓之难治；色夭不泽，谓之难已；脉实以坚，谓之益甚；脉逆四时，为不可治。必察四难，而明告之。所谓逆四时者，春得肺脉，夏得肾脉，秋得心脉，冬得脾脉，其至皆悬绝沉涩者，命曰逆。四时未有脏形，于春夏而脉沉涩，秋冬而脉浮大，名曰逆四时也。病热脉静，泄而脉大，脱血而脉实，病在中脉实坚，病在外脉不实坚者；皆难治。

[白话解] 黄帝说：大凡治病，必先诊察形体盛衰，气之强弱，色之润枯，脉之虚实，病之新久，然后及时治疗，不能错过时机。病人形体与神气相一致，是可治之证；面色光润鲜明，是可治之证；脉象与四时相符合，也是易于治疗的；脉来弱而流利，是有胃气的现象，病亦易治，必须抓住有利时机进行治疗。形气不相称，此为难治；面色枯槁，没有光泽，也为难治；脉象实而坚硬，缺少柔和之

象，是胃气衰弱的反映，病情必将加重；脉象与四时相逆，疾病就已到了不可治疗的地步。必须审察这四种难治之证，清楚地告诉病人。所谓脉与四时相逆，就是在春季见到肺脉，夏季见到肾脉，秋季见到心脉，冬季见到脾脉，脉象皆悬绝无根，或沉涩不起，这就是与四时相反的脉象。如果五脏脉气不能随着时令表现于外，比如在春夏季节，反而见到沉涩的脉象；在秋冬季节，反而见到浮大的脉象，这也叫作逆四时。热病病人，脉象宜急数而反静；泄泻病人，脉象应小而反大；失血病人，脉象应虚而反实；病在中而脉反实坚；病在外而脉反不实坚。这些都是证候与脉象相反的表现，都是很难治愈的。

[**原文**] 黄帝曰：余闻虚实以决死生，愿闻其情。

岐伯曰：五实死，五虚死。

帝曰：愿闻五实五虚。

岐伯曰：脉盛，皮热，腹胀，前后不通，闷瞀，此谓五实。脉细，皮寒，气少，泄利前后，饮食不入，此谓五虚。

帝曰：其时有生者，何也？

岐伯曰：浆粥入胃，泄注止，则虚者活；身汗得后利，则实者活。此其候也。

[**白话解**] 黄帝说：我听说根据病情的虚实可以预决死生，我想听听其中的道理。

岐伯说：五实是死证，五虚也是死证。

黄帝问道：请问什么是五实、五虚？

岐伯回答：脉盛，是心实；皮热，是肺实；腹胀，是脾实；大小便不通，是肾实；心中烦闷，神识不清，是肝实，这叫作五实。脉细，是心气不足；皮寒，是肺气不足；气少，是肝气不足；大小便不禁，是肾气不足；饮食不入，是脾气不足，这叫作五虚。

黄帝问道：五实、五虚的病人，有时也会痊愈，这又是什么道理？

岐伯回答：如果能够吃些浆粥，胃气慢慢恢复，大便泄泻停止，则虚者也可以痊愈。如原来身热无汗，而现在身体汗出；原来大小便不通的，而现在大小便通畅，则实者也可以痊愈。这就是五虚、五实能够痊愈的证候表现。

三部九候论篇第二十

[原文] 黄帝问曰：余闻九针于夫子，众多博大，不可胜数。余愿闻要道，以属子孙，传之后世，著之骨髓，藏之肝肺，歃血而受，不敢妄泄。令合天道，必有终始，上应天光星辰历纪，下副四时五行，贵贱更互，冬阴夏阳，以人应之奈何？愿闻其方。

岐伯对曰：妙乎哉问也！此天地之至数。

[白话解] 黄帝问道：我听先生讲过关于九针的道理，觉得内容丰富广博，不可尽述，现在我想听您讲一讲其中最主要的道理，以嘱咐子孙，传于后世，使之铭记于心，永志不忘，并要严守誓言，不轻易泄露，使这些道理符合天体运行的规律，有始有终，上与日月星辰运行规律相应，下与四时五行阴阳盛衰相合，人是怎样适应这些自然规律的呢？希望您能讲解一下这方面的道理。

岐伯回答：这个问题，问得很好啊。这是天地间最深奥的道理。

[原文] 帝曰：愿闻天地之至数，合于人形血气，通决死生，为之奈何？

岐伯曰：天地之至数，始于一，终于九焉。一者天，二者地，三者人，因而三之，三三者九，以应九野。故人有三部，部有三候，以决死生，以处百病，以调虚实，而除邪疾。

[白话解] 黄帝问道：我想听您讲述一下这个最重要的道理，它是怎样与人的形体气血相通，从而决断死生的呢？

岐伯回答：天地万物的变化都离不开数字。数字开始于一，终极于九。一是奇数为阳，代表天，二是偶数为阴，代表地；人生于天地之间，所以三可以代表人；天、地、人合而为三，三三为九，与地上的九州九野相对应。所以人有上、中、下三部，每部各有三个候脉之处，而称为天、地、人三候。切按这些部位的脉象，可以决断死生，诊断各种疾病，从而调治虚实盛衰，祛除病邪，使人体恢复健康。

[原文] 帝曰：何谓三部？

岐伯曰：有下部、有中部、有上部，部各有三候，三候者，有天有地有人也，必指而导之，乃以为真。上部天，两额之动脉；上部地，两颊之动脉；上部人，耳前之动脉。中部天，手太阴也；中部地，手阳明也；中部人，手少阴也。下部天，足厥阴也；下部地，足少阴也；下部人，足太阴也。故下部之天以候肝，地以候肾，人以候脾胃之气。

[白话解] 黄帝问道：什么叫作三部呢？

岐伯答道：以人体的部位划分，可以分为下部、中部、上部。每部分各有三候，三候是以天、地、人来代表的。必须有老师的指导，才能掌握部、候的准确位置。上部天，指额部两侧的动脉；上部地，指两颊大迎穴处的动脉；上部人，指耳前耳门穴处的动脉；中部天，指两手太阴气口、经渠穴处的动脉；中部地，指两手阳明经合谷穴处的动脉；中部人，指两手少阴经神门穴处的动脉；下部天，指足厥阴经五里穴或太冲穴处的动脉；下部地，指足少阴经太溪穴处的动脉；下部人，指足太阴经箕门穴处的动脉。由于经脉与脏腑的所属关系，所以下部天可以候肝脏之气，下部地可以候肾脏之气，下部人可以候脾胃之气。

[原文] 帝曰：中部之候奈何？

岐伯曰：亦有天，亦有地，亦有人，天以候肺，地以候胸中之气，人以候心。

帝曰：上部以何候之？

岐伯曰：亦有天，亦有地，亦有人。天以候头角之气，地以候口齿之气，人以候耳目之气。三部者，各有天，各有地，各有人。三而成天，三而成地，三而成人。三而三之，合则为九，九分为九野，九野为九脏。故神脏五，形脏四，合为九脏。五脏已败，其色必夭，夭必死矣。

[白话解] 黄帝问道：中部可以诊察怎样的变化呢？

岐伯回答：中部也分了天、地、人三候。中部天可以诊察肺脏的病变，中部地可以诊察胸中的病变，中部人可以诊察心脏的病变。

黄帝问道：上部可以诊察怎样的变化呢？

岐伯回答：上部也有天、地、人三候。上部天可以诊察头角部位的病变，上部地可以诊察口齿的病变，上部人可以诊察耳目的病变。三部之中，各有天、地、人三候。三候为天，三候为地，三候为人，三三相乘，合为九候。脉的九候，与地上的九州九野相应，地上的九州九野又与人体的九脏相应。所以人有肝、肺、心、脾、肾五个藏神的脏，以及膀胱、胃、大肠、小肠四个藏有形物质的脏，合为九脏。如果五脏之气衰败，必定会见到神色枯槁不泽。所以见到面部枯槁不泽的，说明病情危重，是死亡的征象。

[原文] 帝曰：以候奈何？

岐伯曰：必先度其形之肥瘦，以调其气之虚实，实则泻之，虚则补之。必先去其血脉而后调之，无问其病，以平为期。

帝曰：决死生奈何？

岐伯曰：形盛脉细，少气不足以息者危。形瘦脉大，胸中多气者死。形气相得者生。参伍不调者病。三部九候皆相失者死。上下左右之脉相应如参春者病甚。上下左右相失不可数者死。中部之候虽独调，与众藏相失者死。中部之候相减者死。目内陷者死。

[**白话解**] 黄帝问道：诊察的方法是怎样的呢？

岐伯回答：一定先观察病人的身形肥瘦，了解病人的正气虚实，如果是邪气亢盛的实证，应该用泻法治疗；如果是正气虚弱的虚证，应该用补法治疗。但要注意的是，凡是血脉中邪气壅滞的，先去除血脉中的壅滞，然后再调补气血的不足，不论治疗什么疾病，都是以达到气血平和调顺为准则。

黄帝问道：怎样预测病人的生死呢？

岐伯回答：如果见到形体肥盛，脉象反细，少气无力，呼吸气短，不相顺接，多属于危险的病证；如果见到形体瘦弱，脉象反大，胸中憋闷胀满等症状，多是死证。一般而言，形体与脉象一致的，疾病可以痊愈；如果脉搏大小迟数错杂不协调，是有病的表现；如果三部九候的脉象与疾病完全不相适应，是死证；各部的脉象，应指如春杵捣谷，参差不齐，是病情严重的表现；如果见到各部脉象大小迟数节律相差较大，甚至无法计算至数的，是死证；如果中部之脉虽然调和均匀，而与其他脏腑不相协调，也是死证；如果中部之脉衰减，虽与其他各部的脉象相协调，也是死证的表现。如果见到两目内陷且无光彩，是脏腑精气衰竭的反映，也是死亡的征象。

[原文] 帝曰：何以知病之所在？

岐伯曰：察九候独小者病，独大者病，独疾者病，独迟者病，独热者病，独寒者病，独陷下者病。以左手足上，上去踝五寸按之，庶右手足当踝而弹之，其应过五寸以上，蠕蠕然者不病；其应疾，中手浑浑然者病；中手徐徐然者病；其应上不能至五寸，弹之不应者死。是以脱肉身不去者死。中部乍疏乍数者死。其脉代而钩者，病在络脉。九候之相应也，上下若一，不得相失。一候后则病，二候后则病甚，三候后则病危。所谓后者，应不俱也。察其腑脏，以知死生之期，必先知经脉，然后知病脉，真脏脉见者胜死。足太阳气绝者，其足不可屈伸，死必戴眼。

[白话解] 黄帝问道：怎样才能知道疾病发生的部位呢？

岐伯回答：诊察九候脉的异常变化，就能知道疾病的病变部位。九候之中，单独出现一候脉象异常，或独大，或独小，或独数，或独迟，或独滑，或独紧，或独沉伏，均是有病的表现。医生用左手在病人的足内踝上五寸的地方按着，用右手指在病人的足内踝上弹击，如果震动的范围超过五寸以上，且震动软滑而匀和，这是正常的现象；如果震动急剧，手指感觉混乱不清，这是病态的反映；如果震动微弱，应手迟缓，这也属于病态表现；如果震动范围达不到五寸，且用较大的力量弹击，仍没有反应，这是死证。身体极度消瘦，体弱不能行动，属于死证。中部之脉或快或慢，毫无规律，也为死证。如果脉象有歇止而浮洪，是疾病在络脉的表现。九候之脉，应该相互协调适应，上下一致，不应该参差不齐。如果九候之中有一候与其他的脉象不一致，则是有病的表现；如果有二候与其他的脉象不一致，是病重的表现；如果有三候与其他的脉象不一致，是病危的表现。所谓不一致，就是指九候之间，脉象不相协调的意思。通过诊察病邪所在的脏腑，可以推测生死的时间，但首先要知道正常的脉象，然后才能知道病变的脉象；如果见到真脏脉，到了所不胜之时就会死亡。出现某些特殊的症状，也可以反映病情危重，甚至死亡，如足太阳经脉之气衰竭，出现两足不能屈伸的症状，而死亡的时候，会出现眼睛上视、不能转动的症状。

[原文] 帝曰：冬阴夏阳奈何？

岐伯曰：九候之脉，皆沉细悬绝者为阴，主冬，故以夜半死。盛躁喘数者为阳，主夏，故以日中死。是故寒热病者，以平旦死。热中及热病者，以日中死。病风者，以日夕死。病水者，以夜半死。其脉乍疏乍数乍迟乍疾者，日乘四季死。形肉已脱，九候虽调，犹死。七诊虽见，九候皆从者不死。所言不死者，风气之病及经月之病，似七诊之病而非也，故言不死。若有七诊之病，其脉候亦败者死矣。必发哕噫。

必审问其所始病，与今之所方病，而后各切循

其脉，视其经络浮沉，以上下逆从循之，其脉疾者
不病，其脉迟者病，脉不往来者死，皮肤著者死。

[白话解] 黄帝问道：冬为阴，夏为阳，脉象
怎样与之相适应呢？

岐伯回答：如果九候的脉象都是沉细悬绝的，
属于阴脉，与冬季相应，如果将一日一夜比作四季，
则夜半时阴气最盛，与冬季相应，所以这种病常死
于阴气最盛的夜半；脉象盛大躁动疾数的，属于阳
脉，与夏季相应，所以这种病常死于阳气最盛日的
中午；寒热交作阴阳相搏之病，常死于阴阳交会的
早晨；阳气过盛的里热病或温热病，常死于阳气最
盛的中午；风气之病，与肝胆之气相应，一天之中
太阳西下时属金，所以这种病人常死于阳气衰弱的
日夕申酉之时；阴盛的水肿病，常死于阴气最盛的
夜半子时。如果九候的脉象忽疏忽数，忽迟忽急，
是邪气在脾的表现，将一日一夜比作四季，土气与
四季的末尾相应，所以这种病常死于辰、戌、丑、
未四个时辰；如果形坏肉脱，即使九候的脉象协调，
仍是死亡的征象；虽然出现七诊的表现，但九候的

脉象与四时阴阳相顺应，就不一定是死证。所说的不死，是指风气之病，或女子月经之病，虽然见到类似七诊的表现，其实并不是七诊之病，所以说不是死证。如果见到七诊之病的表现，其脉又有败绝之象，那么这就是死证。临死的时候，常会出现呃逆等胃气败绝的现象。

所以在诊治疾病的时候，必须详细询问病人的起病原因和现在的症状，然后依次切循九候之脉，并根据经络的深浅，采取上、下、逆、顺的方法进行切脉。如果脉来柔和流利，是正常无病的脉象；如果脉来迟缓，是有病的脉象；如果脉不往来，是死证的脉象；如果病人久病肉脱，皮肤干枯着骨，是气血衰败的反映，无论见到什么脉象，都是死证。

[原文] 帝曰：其可治者，奈何？

岐伯曰：经病者治其经，孙络病者治其孙络血，血病身有痛者治其经络。其病者在奇邪，奇邪之脉则缪刺之。留瘦不移，节而刺之。上实下虚，切而从之，索其结络脉，刺出其血，以见通之。瞳子高者太阳不足，戴眼者太阳已绝，此决死生之要，不可不察也。手指及手外踝上五指留针。

[白话解] 黄帝问道：那些并非死证的疾病，应该怎样治疗呢？

岐伯回答：如果疾病在经，可以针刺其经；如果病在孙络，可以针刺其孙络，使它出血；如果病在血分，且有身痛的症状，可以根据疾病所在的经络，进行针刺。如果病邪留滞在大络，可以用右病刺左、左病刺右的缪刺方法治疗。如果邪气久留，固定不移，形体消瘦，应当根据病情的轻重，病位的深浅，有层次地进行治疗。如果上部盛实、下部虚衰，这是由于邪气壅滞所致，可以循着经脉进行切按，找到经脉郁结的位置，然后进行针刺，则血出瘀滞消散，使经脉气血畅通。如果病人出现两目上视，呆定不动，是太阳经脉之气败绝的表现，为死证。这些就是预测生死的重要方法，不可不认真研究。在手指以及手外踝上五指处进行针刺，并留针治疗。

经脉别论篇第二十一

[原文] 黄帝问曰：人之居处动静勇怯，脉亦为之变乎？

岐伯对曰：凡人之惊恐恚劳动静，皆为变也。是以夜行则喘出于肾，淫气病肺。有所堕恐，喘出于肝，淫气害脾。有所惊恐，喘出于肺，淫气伤心。度水跌仆，喘出于肾与骨。当是之时，勇者气行则已，怯者则着而为病也。故曰：诊病之道，观人勇怯骨肉皮肤，能知其情，以为诊法也。故饮食饱甚，汗出于胃。惊而夺精，汗出于心。持重远行，汗出于肾。疾走恐惧，汗出于肝。摇体劳苦，汗出于脾。故春秋冬夏，四时阴阳，生病起于过用，此为常也。

[白话解] 黄帝问道：人们的居住环境、活动状态和体质强弱等有所不同，那么经脉气血也会随之变化吗？

岐伯回答：人在惊恐、愤怒、疲劳、活动或安静的情况下，气血都会受到影响而发生变化。所以在夜间远行劳累，而出现气喘，是因为扰动肾气，使肾气上逆所造成的，如果肾气逆乱太过，就会侵犯肺脏。如果因坠堕而受到恐吓，而引起气喘，是因为扰动肝气，使肝气上逆所致，如果肝气逆乱太过，就会侵犯脾脏。由于惊恐等情绪引起的气喘，是因为扰动肺气，使肺气上逆所致，如果肺气逆乱太过，就会侵犯心脏。由于涉水而跌仆引起的气喘，是损伤肾气和骨而造成的。在上述情况下，身体强盛的人，虽然也会出现呼吸气喘，但由于气血畅行，并能较快恢复，所以不会发生疾病；身体虚弱的人，会因气血阻滞而发生疾病。所以说，诊察疾病就要观察病人的体质强弱，以及骨骼、肌肉、皮肤等情况，以便更好地了解病情，并以此作为诊察疾病的重要方法。饮食过饱，食气蒸迫而致汗出，所以说汗出于胃；遭受惊吓会耗伤精血，使神气浮越而致汗出，所以说汗出于心；负重远行的时候，损伤骨骼且阳气内动而致汗出，所以说汗出于肾；奔跑过度或过度恐惧的时候，由于快跑伤筋、恐惧伤魂，则肝气受伤而汗出，所以说汗出于肝；过度劳累的时候，肌肉四肢疲倦，因脾气受伤而致汗出，所以说汗出于脾。春、夏、秋、冬四季的阴阳变化都有一定的规律，疾病的产生是因为对身体过度使用所造成的，这是普遍的规律。

[原文] 食气入胃，散精于肝，淫气于筋。食气入胃，浊气归心，淫精于脉。脉气流经，经气归于肺，肺朝百脉，输精于皮毛。毛脉合精，行气于府。府精神明，留于四脏，气归于权衡。权衡以平，气口成寸，以决死生。饮入于胃，游溢精气，上输于脾。脾气散精，上归于肺，通调水道，下输膀胱。水精四布，五经并行。合于四时五脏阴阳，揆度以为常也。

[白话解] 饮食物进入胃中，经过消化腐熟，一部分精微输散到肝脏，再由肝脏将一部分精微荣养筋。饮食物进入胃中，经过消化腐熟，一部分精微输散到心脏，再由心脏将一部分精微物质荣养血脉。气血流行于经脉中，而脉中的气血都要流入肺脏，肺脏又将气血输送到全身所有的脉中，其中部分精气输送到体表皮毛。体表皮毛的精气和脉中的

精气汇合，又返还流归于脉中，脉中的精微之气，就这样正常的运行，并周流于四脏。这些正常的生理活动，都要取决于气血阴阳的平衡。这种平衡协调的状态能从手太阴肺经气口部位的脉象上表现出来，所以气口的脉象，可以判断疾病的死生。水液进入胃以后，精气在胃中游溢，然后上行输送给脾脏，经脾脏的布散转输，上归于肺脏，而肺主宣发肃降，具有调节全身水液代谢通道的作用，将水液下输于膀胱。水精通过各脏腑之间的配合，输布全身，外可布散于皮毛，内可灌输于五脏经脉。察脉时，还要结合四时阴阳的变化和五脏的状况，进行全面分析。这就是饮食中的精气，在经脉中正常运行的生理现象。

[原文] 太阳脏独至，厥喘虚气逆，是阴不足阳有余也。表里当俱泻，取之下俞。阳明脏独至，是阳气重并也，当泻阳补阴，取之下俞。少阳脏独至，是厥气也。跷前卒大，取之下俞，少阳独至者，一阳之过也。太阴脏搏者，用心省真，五脉气少，胃气不平，三阴也。宜治其下俞，补阳泻阴。一阳

独啸，少阳厥也，阳并于上，四脉争张，气归于肾，宜治其经络，泻阳补阴。一阴至，厥阴之治也。真虚痛心，厥气留薄，发为白汗，调食和药，治在下俞。

[白话解] 太阳经脉之气偏盛，就会发生厥逆、喘息、虚气上逆等症状，这是因为阴不足而阳有余。治疗时，足太阳经与足少阴经都应当采用泻法，针刺足太阳经的束骨穴和足少阴经的太溪穴。阳明经脉之气偏盛，是因为太阳经脉与少阳经脉之气并于阳明经，治疗时应当采用泻阳补阴的方法，泻足阳明经的陷谷穴，补足太阴经的太白穴。少阳经脉之气偏盛，就会发生经脉之气上逆的症状，可以见阳跷脉前的足少阳经突然盛大，治疗时应当取足少阳经的临泣穴。少阳经脉之气偏盛，是因足少阳经脉之气太过所造成的。太阴经脉搏动异常有力，应该仔细辨别是否是真脏脉，如果不是真脏脉，就是五脏脉气衰少，胃气失去平衡协调，足太阴脾经亢盛所致，治疗时应当采用补阳泻阴的方法，补足阳明经的陷谷穴，泻足太阴经的太白穴。少阳经脉之气

亢盛，由于足少阴肾经的热邪和肾中的阳气循经上逆，使心、肝、脾、肺四脏受其影响，四脏的经脉失去柔和协调的特性。疾病的根源在于肾阴不足，肾阳偏亢，应治其表里的经络，泻足太阳经的经穴昆仑、络穴飞扬，补足少阴的经穴复溜、络穴大钟。一阴经脉偏盛，是指厥阴之气偏亢，肝气横逆，出现正气虚弱、心中酸痛不适的症状，上逆的邪气留于经脉与正气相搏而发为自汗，应该注意饮食调养和药物的治疗，并取厥阴经下部的太冲穴，以泻其邪。

[原文] 帝曰：太阳脏何象？

岐伯曰：象三阳而浮也。

帝曰：少阳脏何象？

岐伯曰：象一阳也，一阳脏者，滑而不实也。

帝曰：阳明脏何象？

岐伯曰：象大浮也，太阴脏搏，言伏鼓也。二阴搏至，肾沉不浮也。

[白话解] 黄帝问道：太阳经的脉象是怎样的呢？

岐伯回答：太阳经的脉象似三阳之气浮盛于外而浮。

黄帝问道：少阳经的脉象是怎样的呢？

岐伯回答：少阳经的脉象似一阳之气初生，滑而不充实。

黄帝问道：阳明经的脉象是怎样的呢？

岐伯回答：阳明经的脉象大而浮。太阴经的脉象虽然沉伏，但指下仍搏击有力。少阴经的脉象沉而不浮。

脏气法时论篇第二十二

[原文] 黄帝问曰：合人形以法四时五行而治，何如而从？何如而逆？得失之意，愿闻其事。

岐伯对曰：五行者，金木水火土也。更贵更贱，以知死生，以决成败，而定五脏之气，间甚之时，死生之期也。

[白话解] 黄帝问道：按照自然界四时五行的变化规律，结合人体五脏之气的具体情况，作为治病的法则，怎样是顺？怎样是逆呢？我想了解这其中的道理。

岐伯回答：五行就是金、木、水、火、土。它有盛衰交替的变化规律，从这些变化规律中可以推测病人的生死，判断治疗的成败，从而确定五脏之气的盛衰、疾病减轻或加重的时间，以及死生的日期。

[原文] 帝曰：愿卒闻之。

岐伯曰：肝主春，足厥阴少阳主治，其日甲乙，肝苦急，急食甘以缓之。心主夏，手少阴太阳主治，其日丙丁，心苦缓，急食酸以收之。脾主长夏，足太阴阳明主治，其日戊己，脾苦湿，急食苦以燥之。肺主秋，手太阴阳明主治，其日庚辛，肺苦气上逆，急食苦以泄之。肾主冬，足少阴太阳主治，其日壬癸，肾苦燥，急食辛以润之，开腠理，致津液，通气也。

[白话解] 黄帝说：我想听您详细地讲一讲。

岐伯说：肝属木，旺于春季，肝与胆互为表里，所以春天是足厥阴肝经和足少阳胆经主治的时间；天干中的甲乙属木，所以肝胆旺盛于甲乙日；肝在志为怒，怒则气急，立刻食用甘味药物能缓解这些症状。心属火，旺于夏季，心与小肠互为表里，夏天是手少阴心和手太阳小肠主治的时间；天干中丙丁属火，所以心与小肠旺盛于丙丁日；心在志为喜，喜极则易发生涣散一类疾病，酸味的药物具有收敛的作用，应立即食用酸味药物加以收敛。脾属土，旺于长夏，脾与胃互为表里，长夏是足太阴脾和足阳明胃主治的时间；天干中戊己属土，所以脾与胃旺盛于戊己日；脾性恶湿，容易受到湿邪困扰，应立即食用苦味药物来燥湿治疗。肺属金，旺于秋季；肺与大肠互为表里，秋天是手太阴肺经和手阳明大肠经主治的时间；天干中庚辛属金，所以肺与大肠旺盛于庚辛日；肺主气，具有清肃下降的作用，但容易发生肺气上逆一类的疾病，应立即用苦味的药物降泄上逆之气。肾属水，旺于冬季，肾与膀胱互为表里，冬天是足少阴肾经与足太阳膀胱经主治的时间；天干中壬癸属水，所以肾与膀胱旺盛于壬癸日；肾为水脏，如果阳气不能蒸化布散水液，容易出现干燥的症状，应立即食用辛味的药物使机体润泽，因为辛味的药物能够开发腠理，疏通气机，使水液正常输布，从而缓解干燥的症状。

〔原文〕病在肝，愈于夏，夏不愈，甚于秋，秋不死，持于冬，起于春，禁当风。肝病者，愈在丙丁，丙丁不愈，加于庚辛，庚辛不死，持于壬癸，起于甲乙。肝病者，平旦慧，下晡甚，夜半静。肝欲散，急食辛以散之，用辛补之，酸泻之。

〔白话解〕肝脏有病，在夏季容易痊愈，如果夏季不能痊愈，到了秋季病情就要加重；如果在秋季不死，到了冬季病情就会处于相对稳定的状态，到了来年春季，疾病就会好转。因风气通于肝，所以要避免遭受风邪侵袭。患肝病的人，在丙丁日可以痊愈，如果在丙丁日不能痊愈，等到庚辛日病情就会加重；如果庚辛日没有死亡，到壬癸日病情就会保持相对稳定的状态，到了甲乙日疾病即可好转。患肝病的人，在清晨时感到精神清爽，但到了傍晚病情则会加重，到半夜时又安静下来。肝气喜条达，所以应该用辛味的药物来疏泄肝气，用辛味的药物来补肝，用酸味的药物来泻肝。

[原文] 病在心，愈在长夏，长夏不愈，甚于冬，冬不死，持于春，起于夏，禁温食热衣。心病者，愈在戊己，戊己不愈，加于壬癸，壬癸不死，持于甲乙，起于丙丁。心病者，日中慧，夜半甚，平旦静。心欲软，急食咸以软之；用咸补之，甘泻之。

[白话解] 心脏有病，在长夏容易痊愈；如果长夏不能痊愈，到了冬季病情就会加重；如果在冬

季不死，到了来年的春季病情就会处于相对稳定的状态，等到了夏季疾病就会好转。此类病人应该忌食温热的食物，衣服也不能穿得太厚。患心病的人，在戊己日可以痊愈；如果戊己日不能痊愈，到了壬癸日疾病就会加重；如果在壬癸日不死，到了甲乙日病情就会处于相对稳定的状态，等到了丙丁日病情就能有所好转。心脏有病的人，在中午的时候精神爽慧，到半夜时病情就会加重，但早晨时又安静下来。心喜欢柔软，所以心病应该立刻使用咸味的药物使其柔软，用咸味的药物补心，用甘味的药物泻心。

[原文] 病在脾，愈在秋，秋不愈，甚于春，春不死，持于夏，起于长夏，禁温食饱食湿地濡衣。脾病者，愈在庚辛，庚辛不愈，加于甲乙，甲乙不死，持于丙丁，起于戊己。脾病者，日昳慧，日出甚，下晡静。脾欲缓，急食甘以缓之，用苦泻之，甘补之。

[白话解] 脾脏有病，在秋季容易痊愈；如果秋季不能痊愈，到春季疾病就会加重；如果在春季

不死，到夏季病情就会处于相对稳定的状态，到长夏时病情就会好转。脾病应禁食温热性食物、饮食不要过饱，不要居处湿地，不要穿着湿衣等。患脾病的人，在庚辛日可以痊愈；如果在庚辛日不能痊愈，到甲乙日病情则会加重；如果在甲乙日不死，到丙丁日病情就会处于相对稳定的状态，等到了戊己日时病情就会有所好转。患脾病的人，在午后时感到精神清爽，日出时病情加重，傍晚时又安静下来。脾喜欢缓和，应该立刻食用甘味的药物，起到缓和的作用，用苦味的药物泻脾，用甘味的药物补脾。

[原文] 病在肺，愈于冬。冬不愈，甚于夏，夏不死，持于长夏，起于秋，禁寒饮食寒衣。肺病者，愈在壬癸，壬癸不愈，加于丙丁，丙丁不死，持于戊己，起于庚辛。肺病者，下晡慧，日中甚，夜半静。肺欲收，急食酸以收之，用酸补之，辛泻之。

[白话解] 肺脏有病，在冬季容易痊愈；如果冬季不能痊愈，到夏季疾病就会加重；如果在夏季

不死，到了长夏时病情就会处于相对稳定的状态，到了秋季病情会有所好转。肺病应该禁忌寒冷的饮食以及单薄的衣物。患肺病的人，会在壬癸日痊愈；如果在壬癸日不能痊愈，到丙丁日病情就会加重；如果在丙丁日不死，到戊己日病情就会处于相对稳定的状态，到了庚辛日，病情会有所好转。肺有病的人，傍晚时会感到精神清爽，到中午时病情加重，等到半夜时又安静下来。肺气清肃收敛，肺气上逆时，应该立刻食用酸味的药物来收敛肺气，用酸味的药物补肺，用辛味的药物泻肺。

[原文] 病在肾，愈在春，春不愈，甚于长夏，长夏不死，持于秋，起于冬，禁犯焠烨热食温炙衣。肾病者，愈在甲乙，甲乙不愈，甚于戊己，戊己不死，持于庚辛，起于壬癸。肾病者，夜半慧，四季甚，下晡静。肾欲坚，急食苦以坚之，用苦补之，咸泻之。

[白话解] 肾脏有病，在春季容易痊愈；如果春季不能痊愈，到长夏时病情就会加重；如果在长夏不死，到秋季病情就会处于相对稳定的状态，等

到冬季病情会有所好转。肾病应禁忌食用火烤、油煎以及过热的食物，禁穿经火烘烤过的衣服。患肾病的人，会在甲乙日痊愈；如果在甲乙日不能痊愈，到戊己日病情就会加重；如果在戊己日不死，到庚辛日病情就会处于相对稳定的状态，等到壬癸日病情会有所好转。肾有病的人，在半夜时感到精神清爽，在一日中的辰、戌、丑、未四个时辰病情会加重，在傍晚时又会安静下来。肾主闭藏，肾气欲坚固于体内，当外泄时应立即食用苦味的药物来坚固肾气，用苦味的药物补肾，用咸味的药物泻肾。

[原文] 夫邪气之客于身也，以胜相加，至其所生而愈，至其所不胜而甚，至于所生而持，自得其位而起。必先定五脏之脉，乃可言间甚之时，死生之期也。

[白话解] 邪气侵袭人体，都是强盛的邪气欺凌它所制约的脏腑。患病的脏腑到了其子脏所对应的季节和时间时，母脏因得到子脏之气的帮助而疾病痊愈；到了其所不胜的脏腑所对应的季节和时间时，因为病脏不能承受过重的克制而病情加重；到

了其母脏所对应的季节和时间时，受到了母脏之气的滋养而病情相对稳定；到了本脏旺盛的季节和时间时，病情就会好转。所以在诊断疾病时，必须先明确五脏的脉象，然后才能根据四时、五脏及五行之间的关系，推测出疾病的轻重时间及死生日期。

[原文] 肝病者，两胁下痛引少腹，令人善怒。虚则目䀮䀮无所见，耳无所闻，善恐，如人将捕之。取其经，厥阴与少阳，气逆，则头痛耳聋不聪颊肿。取血者。

心病者，胸中痛，胁支满，胁下痛，膺背肩胛间痛，两臂内痛，虚则胸腹大，胁下与腰相引而痛，取其经，少阴太阳，舌下血者。其变病，刺郄中血者。

[白话解] 患肝病的人，如果肝气实，会出现两肋下疼痛，并牵引少腹疼痛，使人多发怒；如果肝气虚，则出现两目昏花，且视物不清，听力减退，病人多恐惧，常心惊胆战，好像有人要逮捕他一样。治疗时，应取用足厥阴肝经和足少阳胆经的穴位。如肝气上逆，则会出现头痛、耳聋、听觉失灵、面

颊肿胀等症状，治疗时应取厥阴、少阳经脉上的穴位，采用放血方法进行治疗。

患心病的人，如果心气实，会出现胸中痛，肋部胀痛满闷，胸部、背部及肩胛间疼痛，两臂内侧疼痛等症状。如果心气虚，则出现胸腹部胀大，肋下和腰部牵引作痛等症状。治疗时，应取手少阴心经和手太阳小肠经的穴位，并针刺舌下廉泉穴，采用放血方法进行治疗。如果病情发生变化，可以刺阴郄穴出血。

[原文] 脾病者，身重善肌肉痿，足不收行，善瘛脚下痛，虚则腹满肠鸣，飧泄食不化。取其经，太阴阳明少阴血者。

肺病者，喘咳逆气，肩背痛，汗出，尻阴股膝髀腨胻足皆痛。虚则少气不能报息，耳聋嗌干，取其经，太阴足太阳之外厥阴内血者。

肾病者，腹大胫肿，喘咳身重，寝汗出，憎风，虚则胸中痛，大腹小腹痛，清厥意不乐，取其经，少阴太阳血者。

[白话解] 患脾病的人，如果脾实，则出现身

体沉重，易饥饿，肌肉痿软无力，行走艰难，容易发生抽搐痉挛或脚下疼痛等症状。脾虚则腹部胀满，肠鸣，泄下而完谷不化。治疗时，应取足太阴脾经、足阳明胃经以及足少阴肾经的穴位，采用针刺出血的治疗方法。

患肺病的人，如果肺实，则出现喘咳气逆，肩背部疼痛，出汗，尾骨、阴部、大腿、膝部、股骨、小腿肚、足胫部等处疼痛的症状。如果肺虚，会出现少气、呼吸急促不能连续、耳聋、咽干等症状。治疗时，应取手太阴肺经和足少阴肾经的穴位，采用针刺放血的方法进行治疗。

患肾病的人，如果肾实，则会出现腹部胀大、足胫部浮肿、气喘、咳嗽、身体沉重、盗汗、恶风等症状。如果肾虚，会出现胸中疼痛、大腹和小腹疼痛、四肢厥冷、心中闷闷不乐等症状。治疗时，应取足少阴肾经和足太阳膀胱经的穴位，采用针刺出血的治疗方法。

[原文] 肝色青，宜食甘，粳米牛肉枣葵皆甘。心色赤，宜食酸，小豆犬肉李韭皆酸。肺色白，宜

食苦，麦羊肉杏薤皆苦。脾色黄，宜食咸，大豆豕肉栗藿皆咸。肾色黑，宜食辛，黄黍鸡肉桃葱皆辛。辛散，酸收，甘缓，苦坚，咸软。毒药攻邪，五谷为养，五果为助，五畜为益，五菜为充，气味合而服之，以补精益气。此五者，有辛酸甘苦咸，各有所利，或散或收，或缓或急，或坚或软，四时五脏，病随五味所宜也。

[白话解] 肝与青色在五行中属于同一类，宜食用甜味的食物，粳米、牛肉、枣、葵菜都属于甜味食物。心与红色在五行中属于同一类，宜食用酸味食物，小豆、狗肉、李子、韭菜都属于酸味食物。肺与白色在五行中属于同一类，宜食用苦味的食物，小麦、羊肉、杏子、薤白都属于苦味食物。脾与黄色在五行中属于同一类，宜食用咸味的食物，大豆、猪肉、栗子、豆叶都属于咸味食物。肾与黑色在五行中属于同一类，宜食用辛味的食物，黄米、鸡肉、桃子、大葱都属于辛味食物。辛味具有发散的作用，酸味具有收敛的作用，甘味具有缓急的作用，苦味具有坚阴的作用，咸味具有软坚的作用。药物可用

来攻逐病邪，五谷可用来充养五脏之气，五果辅助五谷营养人体，五畜可以用来补益身体，五菜可以补充食物营养中的不足，各种气味调和食用，可以补益精气，有益健康。这五类食物，各有辛、酸、甘、苦、咸的不同气味，作用也各不相同，或发散，或收敛，或缓和，或坚阴，或软坚。在运用的时候，应该根据四时和五脏之气的盛衰以及五脏所苦、所欲的具体情况，恰当地选用。

宣明五气篇第二十三

[原文] 五味所入：酸入肝，辛入肺，苦入心，咸入肾，甘入脾，是谓五入。

五气所病：心为噫，肺为咳，肝为语，脾为吞，肾为欠为嚏，胃为气逆，为哕为恐，大肠小肠为泄，下焦溢为水，膀胱不利为癃，不约为遗溺，胆为怒，是谓五病。

[白话解] 饮食五味进入胃中之后，其气各归其所喜入的脏腑：酸味入肝，辛味入肺，苦味入心，咸味入肾，甘味入脾。这就是五味各随其所喜而入五脏。

五脏之气失调后各自产生不同的病证：心气失调则表现为嗳气；肺气失调则表现为咳嗽；肝气失调则表现为多言；脾气失调则表现为吞酸；肾气失调则为表现为呵欠或喷嚏；胃气失调则气逆而表现为呃逆干哕，或有恐惧感；大肠、小肠病变则表现为泄泻；下焦水液运行失常，表现为水溢皮肤的水肿；膀胱之气化不利则表现为癃闭，不能约制则表现为遗尿；胆气失调则表现为容易发怒。这是五脏之气失调而发生的病变。

[原文] 五精所并：精气并于心则喜，并于肺则悲，并于肝则忧，并于脾则畏，并于肾则恐，是谓五并，虚而相并者也。

五脏所恶：心恶热，肺恶寒，肝恶风，脾恶湿，肾恶燥，是谓五恶。

五脏化液：心为汗，肺为涕，肝为泪，脾为涎，肾为唾。是为五液。

[白话解] 五脏的精气合并在某一个脏腑所发生的疾病：精气并聚于心则易欢喜；精气并聚于肺则情绪悲伤；精气并聚于肝则易忧虑；精气并聚于脾则易畏惧；精气并聚于肾则易惊恐。这就是所说的五并，是由于五脏乘虚而并所致。

五脏生理特性不同，各有所恶：心厌恶热，肺厌恶寒，肝厌恶风，脾厌恶湿，肾厌恶燥。这就是所说的五恶。

五脏化生的液体：心之液化生为汗，肺之液化生为涕，肝之液化生为泪，脾之液化生为涎，肾之液化生为唾。这就是所说的五液。

[原文] 五味所禁：辛走气、气病无多食辛；咸走血，血病无多食咸；苦走骨，骨病无多食苦，甘走肉，肉病无多食甘；酸走筋，筋病无多食酸。是谓五禁，无令多食。

五病所发：阴病发于骨，阳病发于血，阴病发于肉，阳病发于冬，阴病发于夏。是谓五发。

[白话解] 有些疾病对五味有所禁忌：辛味走气，气病不可多食辛味；咸味走血，血病不可多食咸味；苦味走骨，骨病不可多食苦味；甜味走肉，肉病不可多食甜味；酸味走筋，筋病不可多食酸味。这就是所说的五味禁忌，不可多食。

五脏疾病的发生有一定规律：肾为阴脏而主骨，则肾病多发生在骨；心为阳脏而主血，则心病多发生在血；脾为阴脏而主肉，则脾病多发生在肉；冬属阴，冬日阴气盛，阴盛则阳病，所以阳病发于冬；

夏属阳；夏日阴气盛，阳盛则阴病，所以阴病发于夏。这就是所说的五病所发。

[原文] 五邪所乱：邪入于阳则狂，邪入于阴则痹，搏阳则为颠疾，搏阴则为瘖，阳入之阴则静，阴出之阳则怒，是谓五乱。

五邪所见：春得秋脉，夏得冬脉，长夏得春脉，秋得夏脉，冬得长夏脉，名曰阴出之阳，病善怒不治。是谓五邪，皆同命，死不治。

[白话解] 五邪所乱：邪入于阳分，则发为狂病；邪入阴分，则发生痹证；邪搏于阳则造成颠顶部位的疾病；邪搏于阴则造成瘖哑之疾；邪由阳而入于阴，则病人比较安静；邪由阴而出于阳，则病人暴躁易怒。这就是所谓的五邪所乱。

五种邪气脉象出现的情况：春天出现了秋天的毛脉；夏天出现了冬天的石脉；长夏出现了春天的弦脉；秋天出现了夏天的洪脉；冬天出现了长夏的代脉，这是因为邪气由阴出阳，所以病人易怒，为不治之症。这就是所谓的五邪脉，其预后相同，都是不治的死证。

[原文] 五脏所藏：心藏神、肺藏魄、肝藏魂、脾藏意、肾藏志。是谓五脏所藏。

五脏所主：心主脉，肺主皮，肝主筋，脾主肉，肾主骨。是谓五主。

五劳所伤：久视伤血，久卧伤气，久坐伤肉，久立伤骨，久行伤筋。是谓五劳所伤。

五脉应象：肝脉弦，心脉钩，脾脉代，肺脉毛，肾脉石。是谓五脏之脉。

[白话解] 五脏各有所藏：心脏藏神，肺脏藏魄，肝脏藏魂，脾脏藏意，肾脏藏志。这就是所说的五脏所藏。

五脏各有所主：心主血脉，肺主皮毛，肝主筋，脾主肌肉，肾主骨。这就是所说的五脏所主。

五种过度的疲劳可以耗伤五脏的精气：长时间用眼看东西则会伤血；长时间卧睡则会伤气；长时间坐着则会伤肉；长时间站立则会伤骨；长时间行走则会伤筋。这就是所说的五劳所伤。

　　五脏与四时相应的脉象：肝脏应春，其脉弦；心脏应夏，其脉钩；脾脏应长夏，其脉代；肺脏应秋，其脉毛；肾脏应冬，其脉石。这就是所说的五脏应象。

血气形志篇第二十四

[原文] 夫人之常数，太阳常多血少气，少阳常少血多气，阳明常多气多血，少阴常少血多气，厥阴常多血少气，太阴常多气少血，此天之常数。

[白话解] 气血在人体经脉中的分布，是有一定常数的。如太阳经常多血少气，少阳经常少血多气，阳明经常多气多血，少阴经常少血多气，厥阴经常多血少气，太阴经常多气少血。这是人体先天禀赋之常数。

[原文] 足太阳与少阴为表里，少阳与厥阴为表里，阳明与太阴为表里，是为足阴阳也。手太阳与少阴为表里，少阳与心主为表里，阳明与太阴为表里，是为手之阴阳也。今知手足阴阳所苦，凡治病必先去其血，乃去其所苦，伺之所欲，然后泻有余，补不足。

[白话解] 足太阳膀胱经与足少阴肾经具有表里关系，足少阳胆经与足厥阴肝经具有表里关系，

足阳明胃经与足太阴脾经具有表里关系。这是足三阳经和足三阴经之间的阴阳表里配合关系。手太阳小肠经和手太阴心经具有表里关系，手少阳三焦经与手厥阴心包经具有表里关系，手阳明大肠经与手太阴肺经具有表里关系，这是手三阳经和手三阴经之间的阴阳表里配合关系。掌握了手足阴阳经脉的表里关系，可以了解疾病发生的部位。治疗时，必须先在气血壅滞的地方，采用针刺放血的方法，以缓解病人的痛苦，然后诊察疾病的性质，根据病情的虚实，用泻法泻其实、补法补其虚。

[原文] 欲知背俞，先度其两乳间，中折之，更以他草度去半已，即以两隅相拄也，乃举以度其背，令其一隅居上，齐脊大椎，两隅在下，当其下隅者，肺之俞也。复下一度，心之俞也。复下一度，左角肝之俞也，右角脾之俞也。复下一度，肾之俞也。是谓五脏之俞，灸刺之度也。

[白话解] 要想知道背部五脏腧穴的位置，可先用一根草度量两乳之间的距离，再从正中对折，用另一根同样长度的草，折掉一半，然后拿来支撑

第一根草的两端，就成了一个三角形，然后用其度量病人的背部，使其一个角向上，和脊背部大椎穴相平，另外两个角在下，下边左右两个角的位置，就是肺俞穴。再把上角下移到左右肺俞连线的中点，下面两角所在的位置就是心俞穴。再把上角下移到左右心俞连线的中点，下面左角所在的位置就是肝俞穴，右角所在的位置就是脾俞穴。再按照上面的方法下移，左右两角的位置就是肾俞穴。这就是灸刺治疗时五脏腧穴的定位方法。

[原文] 形乐志苦，病生于脉，治之以灸刺。形乐志乐，病生于肉，治之以针石。形苦志乐，病生于筋，治之以熨引。形苦志苦，病生于咽嗌，治之以百药。形数惊恐，经络不通，病生于不仁，治之以按摩醪药。是谓五形志也。

刺阳明出血气，刺太阳出血恶气，刺少阳出气恶血，刺太阴出气恶血，刺少阴出气恶血，刺厥阴出血恶气也。

[白话解] 疾病是由于人的形体和精神两方面因素造成的。形体安逸但精神负担过重的人，疾病

多发生在经脉，应采用针灸治疗。形体安逸而精神
愉悦的人，疾病多发生在肌肉，应采用针刺或砭石
治疗。形体过于劳累但精神愉悦的人，疾病多发生
在筋，应采用热熨或导引治疗。形体劳累且精神压
力过大的人，疾病多发生在咽喉部，应采用药物治
疗。屡次受到惊恐刺激的人，致使经络气机紊乱而
运行不畅，导致肌肉皮肤麻木不仁，应采用按摩和
药酒进行治疗。这就是五种由于形体和精神方面失
调而发生的疾病。

　　针刺阳明经时可以出血泄气；针刺太阳经时可
以出血，但不宜伤气；针刺少阳经时只宜泄气，不
宜出血；针刺太阴经时只宜泄气，不宜出血；针刺
少阴经时只宜泄气，不宜出血；针刺厥阴经时只宜
出血，不宜泄气。

宝命全形论篇第二十五

[原文] 黄帝问曰：天覆地载，万物悉备，莫贵于人，人以天地之气生，四时之法成，君王众庶，尽欲全形，形之疾病，莫知其情，留淫日深，著于骨髓，心私虑之。余欲针除其疾病，为之奈何？

岐伯对曰：夫盐之味咸者，其气令器津泄；弦绝者，其音嘶败；木敷者，其叶发，病深者，其声哕。人有此三者，是谓坏府，毒药无治，短针无取，此皆绝皮伤肉，血气争黑。

[白话解] 黄帝问道：天地之间存在着的万物，没有比人更宝贵的。人依靠天地阴阳之气和水谷精气生存，并顺应四时气候的变化规律而生活。无论是君主，还是平民，都希望保持身体健康。但往往是已经有了病，而自己并未察觉，使得病邪稽留，逐渐发展，日益深入，侵犯到骨髓，以致疾病恶化，难以治愈。我对此深感忧虑，想用针法解除他们的痛苦，应该怎样办才好？

岐伯回答：诊断疾病时，要注意观察病人的症状表现。比如盐的味道是咸的，把盐放到器具中的时候，能使容器外面渗出水来；比如琴弦将要断的时候，会发出嘶鸣的声音；内部腐朽的树木，其叶就会凋落；人在疾病深重的时候，常出现呃逆。人一旦出现类似以上三种情况时，说明内脏已有严重损坏，药物和针刺都失去了治疗作用。这样的危重病往往会有皮肤肌肉衰败，血气交争而色变晦暗的表现。

[**原文**] 帝曰：余念其痛，心为之乱惑反甚，其病不可更代，百姓闻之，以为残贼，为之奈何。

岐伯曰：夫人生于地，悬命于天，天地合气，命之曰人。人能应四时者，天地为之父母；知万物者，谓之天子。天有阴阳，人有十二节；天有寒暑，人有虚实。能经天地阴阳之化者，不失四时；知十二节之理者，圣智不能欺也；能存八动之变，五胜更立；能达虚实之数者，独出独入，呿吟至微，秋毫在目。

[**白话解**] 黄帝问道：我十分同情病人的疾苦，

但心中又有些疑惑，因治疗不当反使病情加重，又不能替代病人生病，百姓可能还认为我残忍粗暴，我究竟该怎么做呢？

岐伯回答：人与自然界是密切相关的，天地之气相合，人才得以形成。人能顺应四时变化的规律，则自然界的一切，都将成为生命的源泉。能够掌握天地间万物变化规律的人，才能称为天子。天有阴阳消长，人有十二经脉流行；天有寒暑更迭，人有虚实盛衰。如果人体能够顺应天地阴阳的变化，不违背四时寒暑规律，了解十二经脉与天地阴阳相应的道理，那么就能够明达事理，不会被疾病所迷惑了。掌握八风的演变和五行的盛衰，明白人体虚实变化的规律，就一定会有独到的见解，即使是病人微小的变化，也能够明察秋毫，一目了然。

[原文] 帝曰：人生有形，不离阴阳，天地合气，别为九野，分为四时，月有小大，日有短长，万物并至，不可胜量，虚实呿吟，敢问其方？

岐伯曰：木得金而伐，火得水而灭，土得木而达，金得火而缺，水得土而绝，万物尽然，不可胜

222

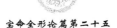

竭。故针有悬布天下者五，黔首共余食，莫知之也。一曰治神，二曰知养身，三曰知毒药为真，四曰制砭石小大，五曰知腑脏血气之诊。五法俱立，各有所先。今末世之刺也，虚者实之，满者泄之，此皆众工所知也。若夫法天则地，随应而动，和之者若响，随之者若影，道无鬼神，独来独往。

[白话解] 黄帝问道：人生而有形体，离不开阴阳的变化，天地二气相合，才有了世间万物。大地分为九州，气候分为四季，月份有小有大，昼夜有短有长，这都是阴阳消长变化的体现。天地之间万物的生长变化更是不可胜数。根据病人细微的改变就能判断出疾病的虚实变化，请问这其中的道理是怎样的？

岐伯回答：可根据五行变化的道理来分析：比如木遇到金，就要被折伐；火遇到水，就要被熄灭；土遇到木，就能疏松；金遇到火，就会被熔化；水遇到土，就会被阻断。这种变化，万物都是一样，不胜枚举。所以用针刺来治疗疾病有五个关键问题，但百姓们觉得饱腹就足够了，没有人懂得这些道理。

所谓五大关键：一是治病时要精神专一；二是要懂得养生的道理；三是要熟悉药物真正的性能；四要准备好规格大小不同的砭石；五是要懂得脏腑气血的诊断方法。懂得这五个关键，就可以根据病情，分辨先后缓急，运用自如。现在的针刺方法，比如虚者用补法、实者用泻法，这些浅显的道理，一般的医生都知道。如果能按照天地阴阳的变化，随机应变，灵活应用，就能够收获更好的疗效，如同回响随声音而出，影子随身形移动一样。医学的道理并没有多么神秘，只要懂得这些道理，就能够运用自如了。

[原文] 帝曰：愿闻其道。

岐伯曰：凡刺之真，必先治神，五脏已定，九候已备，后乃存针，众脉不见，众凶弗闻，外内相得，无以形先，可玩往来，乃施于人。人有虚实，五虚勿近，五实勿远，至其当发，间不容瞚。手动若务，针耀而匀。静意视义，观适之变，是谓冥冥，莫知其形。见其乌乌，见其稷稷，从见其飞，不知其谁。伏如横弩，起如发机。

[**白话解**] 黄帝说：希望听您讲一讲针刺的道理。

岐伯说：针刺的关键，必先集中精神，全神贯注，了解五脏的虚实，诊察三部九候脉象的变化，然后再考虑如何针刺。还要注意，是否有真脏脉出现，五脏有无败绝现象的出现，以及形体与内脏是否协调，不能单独以形体为依据，更要全面掌握经脉气血往来的情况，才可针刺。病人有虚实之分，见到五虚证，不可轻易使用针刺治疗；见到五实证，则不可放弃用针刺治疗。针刺治疗时，应该要掌握针刺的时机，不然在瞬息之间就会错过。针刺时，精神要专一，针具要洁净而均匀。平心静意，随时注意经气来到的变化，虽然在表面上是无影无形的，细心体会却能发现，针下的感觉好像鸟鸣一样流畅，又好像鸟飞一样迅疾；只见其飞来飞去，而不知其是谁。所以针刺时，当经气未至的时候，应该留针候气，像是横弩待发一般；当经气来到的时候，当迅速起针，像弩箭离弦一样迅速。

[**原文**] 帝曰：何如而虚？何如而实？

岐伯曰：刺实者须其虚，刺虚者须其实，经气已至，慎守勿失，深浅在志，远近若一，如临深渊，手如握虎，神无营于众物。

[**白话解**] 黄帝问道：怎样针刺虚证？又怎样针刺实证呢？

岐伯回答：针刺虚证时，应该用补法；针刺实证时，应该用泻法；当针下感到经气来到，则应慎重掌握，不失时机地运用补泻手法。针刺的深浅，须根据病情灵活掌握。取穴无论远近，候针取气的道理是一致的。针刺时必须精神专一，好像面临万丈深渊，又好像手中捉着猛虎一样，全神贯注，不被其他事物所干扰。

八正神明论篇第二十六

[原文] 黄帝问曰：用针之服，必有法则焉，今何法何则？

岐伯对曰：法天则地，合以天光。

帝曰：愿卒闻之。

岐伯曰：凡刺之法，必候日月星辰，四时八正之气，气定乃刺之。是故天温日明，则人血淖液而卫气浮，故血易泻，气易行；天寒日阴，则人血凝泣而卫气沉。月始生，则血气始精，卫气始行；月廓满，则血气实，肌肉坚；月廓空，则肌肉减，经络虚，卫气去，形独居。是以因天时而调血气也。是以天寒无刺，天温无疑。月生无泻，月满无补，月廓空无治。是谓得时而调之。因天之序，盛虚之时，移光定位，正立而待之。故曰月生而泻，是谓脏虚；月满而补，血气扬溢，络有留血，命曰重实；月廓空而治，是谓乱经。阴阳相错，真邪不别，沉以留止，外虚内乱，淫邪乃起。

[白话解] 黄帝问道：用针刺治疗疾病，会依照一定的方法和原则，那么其中的方法与原则是什么呢？

岐伯回答：要上法天时，下则地理，还要结合日月星辰的变化规律。

黄帝说：希望能更详尽地了解一下。

岐伯说：针刺的方法，必须观察日月星辰及四时八节气候的变化，当天地气正、人气安定时，才可以针刺。所以，当气候温和、天气晴朗时，血液运行无阻，卫气行于体表，此时气血通畅；当气候寒冷、天气阴霾时，血液滞涩不畅，卫气沉于体内。月亮初生的时候，血液开始充盈，卫气运行顺畅；月亮正圆的时候，人体气血充实，肌肉坚实；月廓无光的时候，肌肉减弱，经络空虚，卫气衰减，唯形骸独存。所以，在运用针刺治疗疾病时，要参考日月星辰及四时气候的变化规律来调治气血。因此，天气寒冷时，不要针刺；天气温和时，适合针刺，就不要迟疑；月亮初生的时候，不要用泻法；月亮正圆的时候，不要用补法；月廓无光的时候，不要针刺。这就是根据天时的变化而调治的法则。天体运行存在一定的规律，通过观察月亮的盈亏盛虚变化，以及日影的长短不同，可以确定季节和节气的更换。所以，月亮初生时用泻法，就会损伤内脏，这叫作重虚；月亮正圆时用补法，使气血过分充溢于体表，造成络脉血液留滞，这叫作重实；月廓无光的时候用针刺疗法，就会扰乱经气，这叫作乱经。这些不正确的治法，必然会引起阴阳的错乱，正气与邪气不分，邪气停留于体内，以致体表卫气虚衰，体内正气紊乱，邪气就会乘虚而入使人发病。

[原文] 帝曰：星辰八正何候？

岐伯曰：星辰者，所以制日月之行也。八正者，所以候八风之虚邪以时至者也。四时者，所以分春秋冬夏之气所在，以时调之也。八正之虚邪，而避之勿犯也。以身之虚，而逢天之虚，两虚相感，其气至骨，入则伤五脏，工候救之，弗能伤也。故曰：天忌不可不知也。

[白话解] 黄帝问道：通过观察星辰、八正能预测什么呢？

岐伯回答：观察星辰的方位，可以确定出日月运行的度数；观察八个节气的交替，可以推测出异常的八方之风是什么时候来的；观察四时，可以分辨春夏秋冬正常气候的变化规律，以便能够按照四时的变化规律进行调养，预防病邪的侵犯。如果本身体质虚弱，又遭受自然界邪气的侵袭，这两种情况合在一起，就会导致邪气侵入筋骨，进一步伤害五脏。懂得四时气候变化规律的医生，就能及时挽救病人，不至于使病人受到严重的伤害。所以说，天时的禁忌，不可不知。

[原文] 帝曰：善。其法星辰者，余闻之矣，愿闻法往古者。

岐伯曰：法往古者，先知针经也。验于来今者，先知日之寒温，月之虚盛，以候气之浮沉，而调之于身，观其立有验也。观于冥冥者，言形气荣卫之不形于外，而工独知之，以日之寒温，月之虚盛，四时气之浮沉，参伍相合而调之，工常先见之，然而不形于外，故曰观于冥冥焉。通于无穷者，可以传于后世也，是故工之所以异也，然而不形见于外，故俱不能见也。视之无形，尝之无味，故谓冥冥，若神仿佛。

[**白话解**] 黄帝说：讲得好。取法于星辰的道理我已经知道了，希望能听您讲一讲怎样效法前人。

岐伯说：想要效法前人，先要懂得《针经》。想要把古人的经验在现在的治疗中得到应用，先要懂得天气的寒温，月亮的盈亏，四时阴阳的浮沉变化，并用以调治于人身，就可以看到这种方法是确实有效的。所谓观于冥冥，就是说荣卫气血的变化并不能显露于外，而医生却能懂得其中的道理。医生能从天气的寒温、月亮的盈亏、四时阴阳的浮沉变化等，进行综合分析，做出判断并进行调治；然而这些变化都不是显露于外的，所以称为观于"冥冥"。如果医生对疾病的认识很透彻，学识渊博，他的经验就可以流传于后世，这是学识经验丰富的医生不同于一般人的地方。然而病情尚未显露在表面，所以一般人都不容易察觉，无法看到它的形迹，感觉不到其中的变化，所以叫作"冥冥"，好像神灵一般若有若无。

[原文] 虚邪者，八正之虚邪气也。正邪者，身形若用力汗出，腠理开，逢虚风，其中人也微，故莫知其情，莫见其形。上工救其萌牙，必先见三部九候之气，尽调不败而救之，故曰上工。下工救其已成，救其已败。救其已成者，言不知三部九候之相失，因病而败之也。知其所在者，知诊三部九候之病脉处而治之，故曰守其门户焉，莫知其情而见邪形也。

[白话解] 所谓"虚邪"，是指四时八节的病邪。所谓"正邪"，是指人在劳累时汗出，皮肤汗孔张开，遭受到风邪的侵袭。正邪伤人轻微，一般没有明显的感觉，也没有明显的症状。医术高明的医生，在疾病初起的时候就能做到早期诊断和及时治疗，把疾病消灭于萌芽阶段。这是因为他先知三部九候脉象的变化，在病情尚未恶化的时候，就给予早期治疗，所以称为"上工"。医术较差的医生，等到疾病已经形成，甚至病情已经恶化时，才进行治疗。因为医术较差的医生不懂得三部九候的脉气变化，致使疾病发展而恶化了。要明确疾病所在之

处，必须先详细诊察三部九候的脉象，然后才能及时治疗。所以说，掌握三部九候的脉气变化，如同看守门户一样重要，虽然病情尚未显露于外，而医生已经知道疾病的迹象了。

[原文] 帝曰：余闻补泻，未得其意。

岐伯曰：泻必用方，方者，以气方盛也，以月方满也，以日方温也，以身方定也，以息方吸而内针，乃复候其方吸而转针，乃复候其方呼而徐引针，故曰泻必用方，其气乃行焉。补必用员，员者行也，行者移也。刺必中其荣，复以吸排针也。故员与方，非针也。故养神者，必知形之肥瘦，荣卫血气之盛衰。血气者，人之神，不可不谨养。

[白话解] 黄帝说：我听说，针刺有补法和泻法，但我不懂得它的意义。

岐伯说：泻法必须掌握一个"方"字。所谓"方"，就是正气方盛，月亮方圆，天气方温和，身心处于安定的时候，要在病人吸气的时候进针，再等到病人吸气的时候转捻针，再到病人呼气的时候慢慢地拔出针来。所以说泻法必用"方"，才能发挥泻法的作用，使邪气泻出体外，正气才能正常运行，疾病才能够痊愈。补法必须掌握一个"圆"字。所谓"圆"，就是使正气运行通畅，达到病变部位。针刺一定要达到营血的深度，要在病人吸气时拔针。所谓"圆"与"方"，并不是指针的形状，而是指针灸的治疗方法。因此，善于调养阴阳气血的医生，必须知道病人形体的胖瘦、营卫血气的盛衰。因为气血是人体的物质基础，不可不谨慎地调护。

[原文] 帝曰：妙乎哉论也！合人形于阴阳四时，虚实之应，冥冥之期，其非夫子孰能通之。然夫子数言形与神，何谓形？何谓神？愿卒闻之。

岐伯曰：请言形，形乎形，目冥冥，问其所病，索之于经，慧然在前，按之不得，不知其情，故曰形。

帝曰：何谓神？

岐伯曰：请言神，神乎神，耳不闻，目明心开而志先，慧然独悟，口弗能言，俱视独见，适若昏，昭然独明，若风吹云，故曰神。三部九候为之原，九针之论不必存也。

[白话解] 黄帝说：您讲得十分精彩！将人体功能活动和四时阴阳虚实变化联系起来，这种出神入化的结合，要不是先生，谁能够讲得清楚呢！然而先生屡次说到形和神的问题，究竟什么叫形？什么叫神？请您详尽地讲一讲。

岐伯说：请允许我先讲一讲形。所谓形，就是表现在外的形象，虽然表现在体表，但是只凭观察是不能懂得其中的奥妙，要经过仔细诊察经脉变化，才能够对病情有较全面的了解。不通过触按病人的形体，是无法了解到病情的，所以叫作形。

黄帝问：什么叫神？

岐伯说：请允许我再讲一讲神。所谓神，是微妙的变化，耳朵虽然没有办法听到，但可以通过望诊，看清疾病的本质和变化，做到心中有数，这种心领神会的道理，不能用言语来表达。如大家都观察病人的情况，只有高明的医生才能看得透彻，在大家没有看到疾病发生的时候，只有他了解病情，好像风吹云散，日光显露一样明显，所以叫作神。这种能力，是以三部九候的诊脉方法作为本原的。如果达到这种程度，就不必拘泥于九针的一些理论了。

离合真邪论篇第二十七

[原文] 黄帝问曰：余闻九针九篇，夫子乃因而九之，九九八十一篇，余尽通其意矣。经言气之盛衰，左右倾移，以上调下，以左调右，有余不足，补泻于荥输，余知之矣。此皆荣卫之倾移，虚实之所生，非邪气从外入于经也。余愿闻邪气之在经也，其病人何如？取之奈何？

岐伯对曰：夫圣人之起度数，必应于天地；故天有宿度，地有经水，人有经脉。天地温和，则经水安静；天寒地冻，则经水凝泣；天暑地热，则经水沸溢，卒风暴起，则经水波涌而陇起。夫邪之入于脉也，寒则血凝泣，暑则气淖泽，虚邪因而入客，亦如经水之得风也，经之动脉，其至也亦时陇起，其行于脉中循循然，其至寸口中手也，时大时小，大则邪至，小则平，其行无常处，在阴与阳，不可为度，从而察之，三部九候，卒然逢之，早遏其路。吸则内针，无令气忤。静以久留，无令邪布，吸则转针，以得气为故，候呼引针，呼尽乃去，大气皆出，故命曰泻。

[白话解] 黄帝问道：我听说《九针》有九篇文章，而先生又在九篇文章的基础上加以发挥，演绎成为九九八十一篇文章，我已经完全领会它的含义了。《针经》上说，人体的气血盛衰以及左右偏盛的变化，可以取上部穴位来治疗下部的病变，取左侧的穴位来治疗右侧的病变，有余的实证与不足的虚证，都可以取荥穴或输穴进行补泻，这些方法我已经了解了。人体的这些改变，都是由于气血营卫的偏盛以及虚实变化而形成的，并不是邪气从外部侵入经脉而引起的的病变。我现在希望知道外部邪气侵入人体经脉时，病人的症状表现如何？又该怎样来治疗？

岐伯回答：医术高明的医生在制定治疗法则时，一定会观察自然界的变化，并与人体的生理病理相结合。比如天有二十八星宿，地有十二经水，人有十二条经脉，这些都是互相影响、相互对应的。如果自然界的气候温和，则江河之水就会安静平稳地流淌；如果气候寒冷，则水冰地冻，江河就会凝固不流；如果天气酷热，江河之水则会沸腾扬溢；如果突发暴风，江河之水则会波涛汹涌。所以，当病邪侵入人体经脉时，寒邪则使血行滞涩不畅，暑邪则使气血沸腾而加速流动。邪气侵入人体而停留于体内，就像江河遇到暴风一样，经脉搏动明显，也会出现波涌汹涌的现象。气血在经脉中有序、安静地流动，但在寸口处的脉象却时大时小。脉大则表示病邪亢盛，脉小则表示病邪退去。邪气在脉中的运行，没有固定的位置，或在阴经或在阳经，所以要采用三部九候的方法进一步诊察分析，一旦发现邪气之所在，应该及早治疗，以阻止病情的发展。治疗时，应在病人吸气时进针，避免针与气相抵触，进针后要留针等待得气，且留针时间要稍长一些，不让病邪扩散；当吸气时转捻其针，以得气为目的；然后等病人呼气的时候，慢慢出针，呼气尽时，针才取出。这样，邪气就可以随针一起排出，所以叫作泻法。

[原文] 帝曰：不足者补之，奈何？

岐伯曰：必先扪而循之，切而散之，推而按之，弹而怒之，抓而下之，通而取之，外引其门，以闭其神。呼尽内针，静以久留，以气至为故，如待所贵，不知日暮，其气已至，适而自护，候吸引针，气不得出，各在其处，推阖其门，令神气存，大气留止，故命曰补。

[**白话解**] 黄帝问道：不足的虚证，应该怎样使用补法呢？

岐伯回答：在针刺以前，要先沿着经络的走向，用手抚摸穴位，然后用手按压穴位使经气扩散，再用手指揉按穴位周围肌肤，进而弹击穴位，使脉络怒张，气血充盈，与此同时用左手掐准孔穴，用右手针刺穴位。通过针刺使气血通畅，然后出针。出针后要按压针孔，不让正气外泄。补法进针的方法，是在病人呼气结束时进针，进针后要留针等待得气，且留针时间要稍长一些，以得气为目的。留针等待其得气时，要像等待贵客一样耐心，忘掉时间的早晚。当得气时，要谨慎地守护，等病人吸气时出针，这样正气就不会外泄。出针以后，应在针刺的孔穴上进行揉按，使针孔关闭以保存正气。这样，经脉之气留于营卫而不外泄，所以叫作补法。

[原文] 帝曰：候气奈何？

岐伯曰：夫邪去络入于经也，舍于血脉之中，其寒温未相得，如涌波之起也，时来时去，故不常在。故曰方其来也，必按而止之，止而取之，无逢其冲而泻之。真气者，经气也，经气太虚，故曰其来不可逢，此之谓也。故曰候邪不审，大气已过，泻之则真气脱，脱则不复，邪气复至，而病益蓄，故曰其往不可追，此之谓也。不可挂以发者，待邪之至时而发针泻矣，若先若后者，血气已尽，其病不可下，故曰知其可取如发机，不知其取如扣椎。故曰知机道者不可挂以发，不知机者扣之不发，此之谓也。

[白话解] 黄帝问：怎样诊察邪气呢？

岐伯说：当邪气从络脉深入经脉时，邪气停留在血脉中，体内正气与邪气抗争，产生或寒或温的症状，同样脉象也会受到影响，使得脉气波动，如波涛一般，起伏不定，一会来一会去，并且没有固定的位置。所以诊察到邪入经脉时，要用手按压，堵住邪气出路。在邪气停留时用泻法治疗，但不要在邪气旺盛时就使用泻法，否则会损伤正气。正气是经脉之气，邪气旺盛，使得正气虚弱，此时迎而泻之，邪气虽去，正气亦随之大虚，所以当邪气来而正盛的时候不可使用泻法，就是这个道理。在诊察疾病时如不仔细，邪气已经退去，但仍使用泻法，就会使正气虚脱，不能恢复，使得邪气乘虚复来，以致病情加重。所以说，邪气已去，不可再用泻法，就是这个意思。在用泻法时，必须掌握好应用的时机，要在邪气刚刚到来的时候，迅速进行针刺。在邪气到来之前，或在邪气退去以后都不适合使用泻法，这样非但不能祛邪，反而会使血气损伤，疾病就很难治愈了。所以，懂得针刺道理的人，犹如拨动弩机一样，机智灵活；不懂得针刺道理的人，就像敲击木椎，顽钝不灵。换句话说，找准时机的人，针刺时毫不迟疑；而不懂得抓住时机的人常常错过时机，应针刺时而不针刺，说的就是这个意思。

[原文] 帝曰：补泻奈何？

岐伯曰：此攻邪也，疾出以去盛血，而复其真气。此邪新客，溶溶未有定处也。推之则前，引之则止，逆而刺之，温血也。刺出其血，其病立已。

[白话解] 黄帝问：怎么样进行补泻呢？

岐伯说：应该以攻邪为主，针刺治疗时，出针要快，泻去满盛之血，使邪气随血而泻出，以达到恢复正气的目的。因为病邪刚刚侵入人体，流动尚无定处，推之则可前进，引之则可留止。所以必须迎而泻之，刺出其温血，使邪气随血而出，疾病会立即痊愈。

[原文] 帝曰：善。然真邪以合，波陇不起，候之奈何？

岐伯曰：审扪循三部九候之盛虚而调之，察其左右上下相失及相减者，审其病脏以期之。不知三部者，阴阳不别，天地不分。地以候地，天以候天，人以候人，调之中府，以定三部，故曰刺不知三部九候病脉之处，虽有大过且至，工不能禁也。诛罚无过，命曰大惑，反乱大经，真不可复，用实为虚，以邪为真，用针无义，反为气贼。夺人正气，以从为逆，荣卫散乱，真气已失，邪独内着，绝人长命，予人夭殃，不知三部九候，故不能久长。因不知合之四时五行，因加相胜，释邪攻正，绝人长命。邪之新客来也，未有定处，推之则前，引之则止，逢而泻之，其病立已。

[白话解] 黄帝说：讲得好！如果病邪和正气合并，脉象已经见不到较大波动时，要怎样诊察呢？

岐伯说：此时要仔细诊察三部九候脉象的虚实盛衰情况。检查身体上下左右各部分脉搏，是否存在不相称或减弱的情况，就可以进一步推断疾病在哪一脏腑。如果不懂得三部九候，就不能辨别阴阳，也不能分清上下。人体的地部脉可以诊察下部疾病，天部脉可以诊察上部的疾病，人部脉可以诊察中部的疾病，结合胃气多少有无来推断疾病在三部的哪一个部位。所以说，不知道三部九候的诊断方法，就不能确定疾病的部位，即使严重的疾病发生，医生也没有办法阻止。如果治疗不当，不应采用泻法时却使用泻法，这就叫作"大惑"，会扰乱脏腑经脉气血的运行，正气不能恢复，把实证当作虚证，邪气当作正气，误用针刺补法，反而助长了邪气，损伤人体正气，将顺证变成了逆证，使荣卫之气散乱。正气散失，邪气停留于体内，断送病人的性命，给人带来灾害。这种不知三部九候的医生，是不能使人健康长寿的。因为不懂联系四时五行盛衰规律，认不清邪正虚实，妄行补泻，助邪攻正，以致断送病人性命。病邪刚刚侵入人体，游走不定，推之则可前行，引之则可留止。抓住时机，用逆经刺法泻去邪气，疾病就会痊愈。

通评虚实论篇第二十八

[**原文**] 黄帝问曰：何谓虚实？

岐伯对曰：邪气盛则实，精气夺则虚。

帝曰：虚实何如？

岐伯曰：气虚者肺虚也。气逆者足寒也。非其时则生，当其时则死。余脏皆如此。

[**白话解**] 黄帝问道：什么是虚与实？

岐伯回答：因邪气亢盛造成的疾病，称为实证，因正气不足造成的疾病，称为虚证。

黄帝问：那么虚实变化的情况是怎样的呢？

岐伯说：以肺脏为例，肺主气，气虚的病人会首先出现肺气虚弱的症状；气机上逆则上实下虚，阳虚于下就会出现两足寒冷的症状。肺气虚弱在春、秋、冬季，这些不直接克制肺的季节出现，疾病是可以治愈的；如果肺气虚弱的病证在夏季出现，则病人就会死亡。其他各脏腑的虚实情况，可以类推。

[**原文**] 帝曰：何谓重实？

岐伯曰：所谓重实者，言大热病，气热脉满，是谓重实。

帝曰：经络俱实何如？何以治之？

岐伯曰：经络皆实，是寸脉急而尺缓也，皆当治之，故曰滑则从，涩则逆也。夫虚实者，皆从其物类始，故五脏骨肉滑利，可以长久也。

[白话解] 黄帝问：什么叫作重实？

岐伯说：所谓重实，如大热病，气盛而热，脉盛而满，所以叫作重实。

黄帝问：经脉与络脉都表现出实证，这是怎样的情况？用什么方法可以治疗呢？

岐伯说：所谓经脉与络脉俱实，是指寸口脉急而尺肤弛缓，经脉和络脉都应治疗。经脉是气血流行的通道，所以说，凡是脉象表现为滑利的，就说明气血旺盛，称为顺，脉象表现为涩滞的，就是气血衰败，称为逆。人体的虚实与自然万物的虚实相类似，凡是有生机的则出现滑利的现象，凡是无生机则出现枯涩的现象。所以人的五脏、骨骼、肌肉滑利，说明精气充足，生机旺盛，则生命可以长久。

[**原文**] 帝曰：络气不足，经气有余，何如？

岐伯曰：络气不足，经气有余者，脉口热而尺寒也。秋冬为逆，春夏为从，治主病者。

帝曰：经虚络满何如？

岐伯曰：经虚络满者，尺热满脉口寒涩也。此春夏死秋冬生也。

帝曰：治此者奈何？

岐伯曰：络满经虚，灸阴刺阳，经满络虚，刺阴灸阳。

[**白话解**] 黄帝问：络脉之气不足和经脉之气有余，说明了怎样的情况？

岐伯说：所谓络脉之气不足和经脉之气有余，是指寸口出现热证的脉象，而尺肤部却有寒凉的感觉。秋冬季节见到这样的现象为逆，在春夏季节见到这种现象为顺，治疗的时候应根据主其发生病变的经络而行补泻灸刺之法。

黄帝问：经脉之气不足而络脉之气有余，这是怎样的情况呢？

岐伯说：所谓经脉之气不足而络脉之气有余，

是指尺肤发热肿胀，而寸口出现迟而涩滞的脉象。这种现象，在春夏季节见到则会死亡，在秋冬季节见到则可以治愈。

黄帝问：这两种病应怎样治疗呢？

岐伯说：经脉之气不足而络脉之气有余，可以用灸法补阴而用刺法泻阳；络脉之气不足而经脉之气有余，可以用刺法泻阴而用灸法补阳。

[原文] 帝曰：何谓重虚？

岐伯曰：脉气上虚尺虚，是谓重虚。

帝曰：何以治之？

岐伯曰：所谓气虚者，言无常也。尺虚者，行步恇然。脉虚者，不象阴也。如此者，滑则生，涩则死也。

[白话解] 黄帝问：什么叫作重虚？

岐伯说：脉虚、气虚、尺肤虚，称作重虚。

黄帝问：怎样治疗呢？

岐伯说：所谓气虚，是指胸中正气不足，表现为语言低微，不能接续；所谓尺肤虚，是指尺肤脆弱，表现为行动怯弱无力；所谓脉虚，是脏阴之象有所不足。所以，出现这些现象的病人，如果脉象还有滑利的表现，说明疾病可以治愈；如果脉象涩滞，说明将要死亡。

[原文] 帝曰：寒气暴上，脉满而实何如？

岐伯曰：实而滑则生，实而逆则死。

帝曰：脉实满，手足寒，头热，何如？

岐伯曰：春秋则生，冬夏则死。脉浮而涩，涩而身有热者死。

帝曰：其形尽满何如？

岐伯曰：其形尽满者，脉急大坚，尺涩而不应也，如是者，故从则生，逆则死。

帝曰：何谓从则生，逆则死？

岐伯曰：所谓从者，手足温也。所谓逆者，手足寒也。

[白话解] 黄帝问：有一种病证，寒气突然上逆，脉象却盛大而满于指下，将会有怎样的变化呢？

岐伯说：如果脉象滑利，则说明仍有生机；如果脉象涩滞不畅，则说明将要死亡。

黄帝问：有一种病证，脉象盛满，手足寒冷，头部发热，这种疾病的预后又是怎样的呢？

岐伯说：这种病证，在春秋季节发病，仍可以治愈；在冬夏季节发病，便会死亡。还有一种情况，就是脉象浮而涩，脉涩而身发热的，也会死亡。

黄帝问：身体肿胀的症状，其预后如何呢？

岐伯说：如果身体出现肿胀的症状，脉象表现为急而大坚，而尺肤却枯涩，与脉象不相适应。对于这样的病情，从则生，逆则死。

黄帝问：什么叫从则生，逆则死？

岐伯说：所谓从，就是指手足温暖；所谓逆，就是指手足寒冷。

[原文] 帝曰：乳子而病热，脉悬小者何如？

岐伯曰：手足温则生，寒则死。

帝曰：乳子中风热，喘鸣肩息者，脉何如？

岐伯曰：喘鸣肩息者，脉实大也。缓则生，急则死。

帝曰：肠澼便血何如？

岐伯曰：身热则死，寒则生。

帝曰：肠澼下白沫何如？

岐伯曰：脉沉则生，脉浮则死。

帝曰：肠澼下脓血何如？

岐伯曰：脉悬绝则死，滑大则生。

帝曰：肠澼之属，身不热，脉不悬绝何如？

岐伯曰：滑大者曰生，悬涩者曰死，以脏期之。

帝曰：癫疾何如？

岐伯曰：脉搏大滑，久自已；脉小坚急，死不治。

帝曰：癫疾之脉，虚实何如？

岐伯曰：虚则可治，实则死。

帝曰：消瘅虚实何如？

岐伯曰：脉实大，病久可治；脉悬小坚，病久不可治。

[白话解] 黄帝问：产妇在产后哺乳期患有热病，脉象细小，其预后将会怎样？

岐伯说：手足温暖的，则有生机；手足厥冷的，则无生机。

黄帝问：产妇在产后哺乳期感受风邪而患热病，出现喘息有声、张口抬肩的症状，那么她的脉象是怎样的？

岐伯说：产妇出现喘息有声、张口抬肩的表现，脉象应该是实大的，如果脉象中有缓和之象，则说明尚有胃气，可以治愈；如果脉象实大而急，说明是胃气已绝，将要死亡。

黄帝问：肠澼出现大便带血的病人，病情会怎样变化呢？

岐伯说：肠澼兼有身体发热，则会死亡；肠澼但身寒不发热的，则可以治愈。

黄帝问：肠澼病人，大便带有白沫则会怎样？

岐伯说：病人的脉象如果是沉的，说明有生机；脉象如果是浮的，则会死亡。

黄帝问：肠澼病人，下利脓血则会怎样呢？

岐伯说：病人的脉象如果是滞涩而小的，不可治愈；如果脉象是滑利而大的，可以治愈。

黄帝问：肠澼病，身不发热，脉搏也不滞涩，则预后如何？

岐伯说：脉象滑大者为有生机；脉象滞涩者为无生机。可根据五脏克胜的时间来预测死期。

黄帝问：癫疾的预后怎样？

岐伯说：脉象搏指、大而滑利者，疾病可以慢慢自愈；脉象小而坚急者，则是不治的死证。

黄帝问：癫疾的脉象虚实变化是怎样的？

岐伯说：脉虚者可治，脉实者难治。

黄帝问：消瘅病的脉象虚实变化是怎样的？

岐伯说：如果脉见实大，病程虽长，但仍可以治愈；如果脉象细小而坚，病程拖延，那就很难治愈了。

[原文] 帝曰：形度、骨度、脉度、筋度，何以知其度也？

帝曰：春亟治经络，夏亟治经俞，秋亟治六腑，冬则闭塞。闭塞者，用药而少针石也。所谓少针石者，非痈疽之谓也，痈疽不得顷时回。痈不知所，按之不应手，乍来乍已，刺手太阴傍三痏与缨脉各二。掖痈大热，刺足少阳五，刺而热不止，刺手心主三，刺手太阴经络者大骨之会各三。暴痈筋缓，随分而痛，魄汗不尽，胞气不足，治在经俞。腹暴满，按之不下，取手太阳经络者，胃也募也，少阴俞去脊椎三寸傍五，用员利针。霍乱，刺俞傍五，足阳明及上傍三。刺痫惊脉五，针手太阴各五，刺经太阳五，刺手少阴经络傍者一，足阳明一，上踝五寸刺三针。

[白话解] 黄帝说：形度、骨度、脉度、筋度，是怎样测量出来的呢？

黄帝又接着说：春季治病时多取各经脉的络穴；夏季治病时多取各经脉的俞穴；秋季治病时多取六腑的合穴；冬季主闭藏，人体的阳气也闭藏于体内，治疗疾病时应多采用药物，而少用针刺砭石治疗。但是所谓少用针石，不包括痈疽一类的疾病。如果患有痈疽一类的疾病，是需要用针石治疗的，且一刻也不可迟疑。在痈毒尚未固定的时候，不知道它发在何处，又触摸不到，时有疼痛，此时可针刺手太阴经傍的足阳明经之穴三次，和近结缨处之脉各两次。腋下生痈的病人，有高热的表现，应该针刺足少阳经穴五次；如果针刺后，热仍不退，可再刺手厥阴心包经穴三次，并针刺手太阴经的络穴和肩贞穴各三次。急性的痈肿，筋肉挛缩，随着病证的发展而疼痛加剧，汗出不止，这是由于膀胱经气不足，应该针刺膀胱经的俞穴。腹部突然胀满，触按也不能缓解，应取手太阳经的络穴，胃的募穴及脊椎旁三寸的足少阴经的肾俞穴各刺五次，要使用圆而尖利的针。霍乱，应针刺肾俞两旁志室穴五次，足阳明经的胃仓穴以及上方的意舍穴各三次。治疗痫惊，要针刺五条经上的穴位，包括手太阴的经穴各五次，太阳的经穴各五次，手少阴通里穴旁的手太阳经支正穴一次，足阳明经的解溪穴一次，足踝上五寸的筑宾穴三次。

[原文] 凡治消瘅仆击，偏枯痿厥，气满发逆，甘肥贵人，则高梁之疾也。隔塞闭绝，上下不通，则暴忧之病也。暴厥而聋，偏塞闭不通，内气暴薄也。不从内外中风之病，故瘦留著也。蹠跛，寒风湿之病也。

黄帝曰：黄疸暴痛，癫疾厥狂，久逆之所生也。五脏不平，六腑闭塞之所生也。头痛耳鸣，九窍不利，肠胃之所生也。

[白话解] 凡诊治消瘅、仆击、偏枯、痿厥、

气满喘逆等疾病，如果是肥胖富贵之人，多是由于偏嗜肥美的食物所造成的。如果出现食饮不下、噎塞闭绝、气阻上下不通的病证，多是因突然忧愁不解所引起的。如果突然厥逆、不知人事、耳聋、大小便不通，是由于阴阳气血逆乱所致。有的疾病，不是由内因引起的，而是由于感受外来风邪，风邪留恋体内，伏而为热，消耗体内津液，消烁肌肉，所以形体消瘦。走路两脚偏跛，是由于风寒湿侵袭所引起的。

黄帝说：黄疸、突然发生的剧痛、癫疾、厥、狂等证，是由于经脉之气长期逆乱于上，而造成气机运行紊乱的结果。五脏不和，是由于六腑闭塞不通所造成的。头痛耳鸣，九窍不利，是肠胃的病变所引起的。

太阴阳明论篇第二十九

[原文] 黄帝问曰：太阴阳明为表里，脾胃脉也，生病而异者何也？

岐伯对曰：阴阳异位，更虚更实，更逆更从，或从内，或从外，所从不同，故病异名也。

帝曰：愿闻其异状也。

岐伯曰：阳者，天气也，主外；阴者，地气也，主内。故阳道实，阴道虚。故犯贼风虚邪者，阳受之；食饮不节起居不时者，阴受之。阳受之则入六腑，阴受之则入五脏。入六腑则身热，不时卧，上为喘呼；入五脏则䐜满闭塞，下为飧泄，久为肠澼。故喉主天气，咽主地气。故阳受风气，阴受湿气。故阴气从足上行至头，而下行循臂至指端；阳气从手上行至头，而下行至足。故曰阳病者上行极而下，阴病者下行极而上。故伤于风者，上先受之；伤于湿者，下先受之。

[白话解] 黄帝问：太阴、阳明两经，互为表

里，经脉所属脾胃，但两经发生的疾病却不同，是什么道理？

岐伯说：太阴属阴经，阳明属阳经，两经循行的部位不同，在四时的虚实顺逆也不同，疾病的发生，有时从内生，有时从外入，发病的原因也有差异，所以病名也就不同。

黄帝问：我想了解它们不同的情况。

岐伯说：所谓阳，犹如天气一样，保卫人体外部；所谓阴，犹如地气一样，营养人体内部。阳气性刚多实，主外；阴气性柔易虚，主内。外邪伤人，外表的阳气先受侵害；饮食起居失调，内在的阴气先受影响。如果外表阳气受邪，邪气往往传入六腑；内在阴气受病，邪气多累及五脏。邪气传入六腑，会出现发热、不得安卧、气逆喘促等症状；邪气累及五脏，会出现脘腹胀满、闭塞不通、大便泄泻，日久成为肠澼。喉司呼吸与天气相通；咽主吞咽食物与地气相通。阳经易受风邪侵袭，阴经易受湿邪侵袭。足的三条阴经，从足部上行至头部，手的三条阴经从胸部下行，沿着臂膊到达手指尖端；手的三条阳经，从手指尖上行至头部，足的三条阳经从头部下行到足部。所以，阳经的病邪，先上行至最高处，再向下行；阴经的病邪，先下行至最低处，再向上行。因此，当风邪为病，人体上部最先受邪；当湿邪成疾，人体下部最先受病。

[原文] 帝曰：脾病而四肢不用何也？

岐伯曰：四肢皆禀气于胃，而不得至经，必因于脾，乃得禀也。今脾病不能为胃行其津液，四肢不得禀水谷气，气日以衰，脉道不利，筋骨肌肉，皆无气以生，故不用焉。

帝曰：脾不主时何也？

岐伯曰：脾者土也。治中央，常以四时长四脏，各十八日寄治，不得独主于时也。脾脏者，常著胃土之精也，土者，生万物而法天地，故上下至头足，不得主时也。

[白话解] 黄帝问：脾病会引起四肢不能正常活动，这是为什么呢？

岐伯说：四肢要受到胃中水谷精微的濡养，但是胃不能直接将水谷精微输送到四肢，必须依赖脾气的运输、布散，才可以营养四肢。现在脾脏有病，不能输布胃中的水谷精微，使四肢失去营养，日渐衰弱，经脉不畅，筋、骨、肌肉也得不到濡养，因此四肢失去了正常的功能。

黄帝问：脾脏不专主一个季节，这是什么道理？

岐伯说：脾在五行中属土，与中央之位相配，所以脾的功能根据四季的变化而分别从其他脏腑的功能活动中反映出来，也就是脾脏旺于四季而长养四脏。脾脏旺于每季的最后十八日，所以说脾不专主一个季节。脾脏为胃输送营养物质到全身，就像天地养育万物一样。脾脏能从上到下，从头到足，输送水谷精微到全身各处，所以，脾不只主管一个季节。

[原文] 帝曰：脾与胃以膜相连耳，而能为之行其津液，何也？

岐伯曰：足太阴者，三阴也，其脉贯胃属脾络嗌，故太阴为之行气于三阴。阳明者表也，五脏六腑之海也，亦为之行气于三阳。脏腑各因其经而受气于阳明，故为胃行其津液。四肢不得禀水谷气，日以益衰，阴道不利，筋骨肌肉无气以生，故不用焉。

[白话解] 黄帝问：脾与胃仅以一膜相连，脾却能为胃转输、布散津液，这是什么道理？

岐伯说：足太阴脾经，在阴经中属三阴，它的经脉贯通到胃，隶属于脾，向上连系咽喉，所以脾能把胃中水谷精微输送到手足各三条阴经。足阳明胃经与足太阴脾经互为表里，足阳明胃是供给五脏六腑营养的地方。阳明行气于三阳，亦赖脾气的运化。五脏六腑各通过脾经的输布得到胃中的营养物质，所以说脾可以为胃输布营养物质。如果四肢得不到水谷精微的滋养，四肢就会日趋衰弱，脉道不通，筋、骨、肌肉都失去滋养，因而丧失了正常的功用。

阳明脉解篇第三十

[原文] 黄帝问曰：足阳明之脉病，恶人与火，闻木音则惕然而惊，钟鼓不为动，闻木音而惊何也？愿闻其故。

岐伯对曰：阳明者胃脉也，胃者土也，故闻木音而惊者，土恶木也。

帝曰：善。其恶火何也？岐伯曰：阳明主肉，其脉血气盛，邪客之则热，热甚则恶火。

帝曰：其恶人何也？岐伯曰：阳明厥则喘而惋，惋则恶人。

帝曰：或喘而死者，或喘而生者，何也？

岐伯曰：厥逆连脏则死，连经则生。

[白话解] 黄帝问道：足阳明经脉发生病变，病人厌恶见人和火，听到木器敲打的声音就会受到惊吓，但听到钟鼓声音却不惊恐。这是为什么呢？我想听一听其中的道理。

岐伯说：足阳明是胃的经脉，胃属土，五行中

263

木克制土，所以听到木器发出的声音就会受到惊吓。这就是因为土被木克的缘故。

黄帝说：讲得好。那为什么讨厌见到火呢？

岐伯说：足阳明经主肌肉，经脉多血多气，外邪侵袭阳明经则发热，如果发热较重就会讨厌见到火。

黄帝问：讨厌见人又是什么道理呢？

岐伯说：足阳明经气上逆，出现呼吸喘促、心中郁闷的现象，所以就不喜欢见人。

黄帝问：有的病人发生阳明经气上逆的喘促后会死亡，而有的虽有喘促但不会死亡，这是为什么呢？

岐伯说：如果经脉气血逆乱累及内脏，则说明病情深重就会死亡；如果只是经脉气血逆乱导致的喘促，则说明病情轻浅就不会死亡。

[原文] 帝曰：善。病甚则弃衣而走，登高而歌，或至不食数日，逾垣上屋，所上之处，皆非其素所能也，病反能者何也？

岐伯曰：四肢者诸阳之本也。阳盛则四肢实，实则能登高也。

帝曰：其弃衣而走者何也？

岐伯曰：热盛于身，故弃衣欲走也。

帝曰：其妄言骂詈不避亲疏而歌者何也？

岐伯曰：阳盛则使人妄言骂詈不避亲疏而不欲食，不欲食故妄走也。

[白话解] 黄帝说：讲得好。有阳明病重的病人，会脱掉衣服乱跑乱跳，登上高处唱歌，或者数日不吃东西，越墙上屋，登上平时无法到达的地方，这是什么原因？

岐伯回答：四肢是人体阳气的根本，阳气旺盛则四肢充实，所以能够登高。

黄帝问：病人为什么脱掉衣服而到处乱跑呢？

岐伯回答：因为病人发热较重，所以会脱掉衣服而到处乱跑。

黄帝问：病人胡言乱语，恶言咒骂，不避亲疏且高声唱歌，这是什么道理呢？

岐伯说：阳热亢盛则扰动心神，会使病人出现神志失常，胡言乱语，斥骂别人，不避亲疏，不知饮食，到处乱跑。

热论篇第三十一

[原文] 黄帝问曰：今夫热病者，皆伤寒之类也，或愈或死，其死皆以六七日之间，其愈皆以十日以上者何也？不知其解，愿闻其故。

岐伯对曰：巨阳者，诸阳之属也。其脉连于风府，故为诸阳主气也。人之伤于寒也，则为病热，热虽甚不死，其两感于寒而病者，必不免于死。

[白话解] 黄帝问道：现在所有的外感发热性疾病，都属于伤寒，其中有的痊愈，有的却死亡，死亡大都发生在六七日之间，而痊愈的大都在十日以上，这是什么道理呢？我不知如何解释，想听您讲一讲其中的道理。

岐伯回答：足太阳膀胱经，统摄全身阳气，所以诸阳皆隶属于太阳。足太阳膀胱经与风府穴相连，与督脉、阳维脉相会，循行于颠顶，行走于人体背部，所以太阳经是所有阳气的统帅。人感受寒邪后，阳气奋起抗邪，出现发热的现象，发热虽然较重，但一般不会导致死亡；如果表里两经同时感受寒邪而发病，就容易导致死亡。

[**原文**] 帝曰：愿闻其状。

岐伯曰：伤寒一日，巨阳受之，故头项痛，腰脊强。二日阳明受之，阳明主肉，其脉挟鼻络于目，故身热目痛而鼻干，不得卧也。三日少阳受之，少阳主胆，其脉循胁络于耳，故胸胁痛而耳聋。三阳经络皆受其病，而未入于脏者，故可汗而已。四日太阴受之，太阴脉布胃中络于嗌，故腹满而溢干。五日少阴受之，少阴脉贯肾络于肺，系舌本，故口燥舌干而渴。六日厥阴受之，厥阴脉循阴器而络于肝，故烦满而囊缩。三阴三阳，五脏六腑皆受病，荣卫不行，五脏不通，则死矣。

[**白话解**] 黄帝说：我想知道感受寒邪后的症状。

岐伯回答：人体感受寒邪后第一天，为太阳经感受寒邪而发病，所以头项疼痛，腰脊部强硬不舒。第二天阳明经受病，阳明主管肌肉，足阳明经脉挟鼻并与两目相连，所以出现身热目痛而鼻干、睡眠

不安等症状。第三天少阳经受病，少阳主管骨，足
少阳经脉循胁肋而上并与两耳相连，所以出现胸胁
肋疼痛和耳聋等症状。如果三阳经脉都感受寒邪而
发病，但寒邪尚未入里时，都可以通过发汗的方法
治愈。第四天，太阴经受病，太阴经脉分布于胃中，
并与咽喉相连，所以出现腹中胀满、咽喉干痒等症
状。第五天，少阴经受病，少阴经脉贯肾，上络于
肺，与舌根部相联系，所以出现口干舌燥而渴的症
状。第六天，足厥阴经受病，厥阴经脉环阴器，上
络于肝，所以出现烦闷不安、阴囊收缩的症状。如
果三阴三阳经脉和五脏六腑都因病邪侵犯而受病，
会使营卫气血运行失调，五脏之气不通，人就要
死亡。

[原文] 其不两感于寒者，七日巨阳病衰，头
痛少愈；八日阳明病衰，身热少愈；九日少阳病衰，
耳聋微闻；十日太阴病衰，腹减如故，则思饮食，
十一日少阴病衰，渴止不满，舌干已而嚏；十二日
厥阴病衰，囊纵少腹微下，大气皆去，病日已矣。

帝曰：治之奈何？

岐伯曰：治之各通其脏脉，病日衰已矣。其未满三日者，可汗而已；其满三日者，可泄而已。

[白话解] 如果表里两经没有同时感受寒邪而发病，第七天，太阳经病气衰退，头痛减轻；第八天，阳明经病气衰退，身热减轻；第九天，少阳经病气衰退，耳聋好转；第十天，太阴经病气衰退，腹部胀满消失，食欲恢复；第十一天，少阴经病气衰退，口渴、烦闷不安症状消失，阳气通达，并出现喷嚏；第十二天，厥阴经病气衰退，阴囊舒缓，少腹拘急缓解。至此邪气退去，病情逐渐好转。

黄帝问道：如何进行治疗呢？

岐伯回答：治疗时要根据疾病所在的脏腑和经脉，分别调理，使邪气退去，病情逐渐好转。对这类疾病的治疗原则，一般发病未满三天，邪气在体表，可以通过发汗的方法治疗；发病已满三天的，邪气已经入里，可以使用泻法治疗。

[原文] 帝曰：热病可愈，时有所遗者，何也？

岐伯曰：诸遗者，热甚而强食之，故有所遗也。若此者，皆病已衰而热有所藏，因其谷气相薄，两热相合，故有所遗也。

帝曰：善。治遗奈何？

岐伯曰：视其虚实，调其逆从，可使必已矣。

帝曰：病热当何禁之？

岐伯曰：病热少愈，食肉则复，多食则遗，此其禁也。

[白话解] 黄帝问道：热病已经痊愈，但常出现余热不退的情况，这是什么原因呢？

岐伯回答：凡是余热不退的，都是由于在发热较重的时候食物吃得太多造成的，所以会导致部分余热遗留。像这样的情况，都是病势虽然已经衰退，但尚有余热伏藏于体内，如果病人进食过多，常因饮食不能消化，积滞生热，与残留的余热相搏击，则两热相合，所以出现余热不退的现象。

黄帝说：说得好。那么要怎样治疗余热不退呢？

岐伯回答：治疗时，要诊察疾病的虚实，采用补法或泻法进行治疗，如果能给予以适当治疗，就一定能痊愈。

黄帝说：发热的病人在护理上有什么禁忌呢？

岐伯说：当病人的热势稍有好转的时候，食用肉类食物，会使热病复发；如果饮食过多，则会使余热不退，这些都是热病应当禁忌的。

[原文] 帝曰：其病两感于寒者，其脉应与其病形何如？

岐伯曰：两感于寒者，病一日则巨阳与少阴俱病，则头痛口干而烦满；二日则阳明与太阴俱病，则腹满身热，不欲食谵言，三日则少阳与厥阴俱病，则耳聋囊缩而厥，水浆不入，不知人，六日死。

[白话解] 黄帝说：如果表里两经同时感受寒邪，受邪经脉与它的相应症状是怎样的呢？

岐伯回答：如果互为表里的阴阳两经同时感受寒邪，第一天，为太阳与少阴两经同时受病，既有太阳的头痛，又有少阴的口干和烦闷等症状；第二天，为阳明与太阴两经同时受病，既有阳明的身热，甚至神昏，胡言乱语，又有太阴的腹满，不思饮食等症状；第三天，为少阳与厥阴两经同时受病，既有少阳的耳聋，又有厥阴的阴囊收缩和四肢发冷等症状。如果病情严重，发展到食物不能下咽，神志不清的程度，那么到第六天便要死亡。

[原文] 帝曰：五脏已伤，六腑不通，荣卫不行，如是之后，三日乃死何也？

岐伯曰：阳明者，十二经脉之长也，其血气盛，故不知人三日，其气乃尽，故死矣。

凡病伤寒而成温者，先夏至日者为病温，后夏至日者为病暑，暑当与汗皆出，勿止。

[白话解] 黄帝说：如果病情已经发展到五脏损伤，六腑不通，营卫气血不能正常运行，为什么还能够再活三天才死亡呢？

岐伯回答：阳明经为人体十二经之长，阳明经脉的气血最为旺盛，因此，尽管病人已经神识昏迷，不知人事，但三天后，阳明经的气血才能竭尽，到这时才会死亡。凡是感受寒邪而引起的温热性疾病，在夏至以前发病的，称为温病，在夏至以后发病的，称为暑病。暑病汗出，可使暑热从汗散泄，所以暑病汗出，不要制止。

刺热篇第三十二

[原文] 肝热病者，小便先黄，腹痛多卧，身热。热争则狂言及惊，胁满痛，手足躁，不得安卧。庚辛甚，甲乙大汗。气逆则庚辛死。刺足厥阴少阳，其逆则头痛员员，脉引冲头也。

[白话解] 肝脏发生热病，病人往往先出现小便黄、腹部疼痛、倦怠嗜睡、身体发热等症状。热邪与肝气相争，病情加重，会出现狂言乱语、惊骇不安、胁部胀满疼痛、手足躁扰不宁、睡卧不安宁等症状；肝在五行中属木，受金的克制，所以每到庚辛日，病情就会加重，而到甲乙日，肝气旺盛，使身体汗出而热退；如果肝气逆乱，则会在庚辛日死亡。在治疗时，应针刺足厥阴肝经和足少阳胆经。如果肝气上逆，就会头痛眩晕，这是因热邪循肝脉上冲于头所致。

[原文] 心热病者，先不乐，数日乃热，热争则卒心痛，烦闷善呕，头痛面赤，无汗。壬癸甚，

丙丁大汗。气逆则壬癸死，刺手少阴太阳。

[白话解] 心脏发生热病，病人往往先出现心中闷闷不乐，数天后身体才开始发热。热邪与心脏之气相争，会出现突然心痛、烦闷、频繁呕吐、面红头痛、无汗等症状；心在五行中属火，受水的克制，所以每到壬癸日，病情就会加重，而到了丙丁日，心气旺盛，使身体汗出而热退；如果心气逆乱，则会在壬癸日死亡。在治疗时，应针刺手少阴心经和手太阳小肠经。

[原文] 脾热病者，先头重、颊痛、烦心、颜青、欲呕、身热。热争则腰痛，不可用俯仰，腹满泄，两颔痛。甲乙甚，戊己大汗；气逆则甲乙死，刺足太阴阳明。

[白话解] 脾脏发生热病，病人往往先出现自觉头重、面颊疼痛、心烦、额部发青、欲呕、身体发热等症状。热邪与脾脏之气相争，会出现腰痛不可以俯仰、腹部胀满、泄泻、两侧下颔部疼痛等症状；脾在五行中属土，受木的克制，所以每到甲乙日，病情就会加重，而到了戊己日，脾气旺盛，使

身体汗出而热退；如果脾气逆乱，则会在甲乙日死
亡。在治疗时，应针刺足太阴脾经和足阳明胃经。

[原文] 肺热病者，先淅然厥起毫毛，恶风寒，
舌上黄身热。热争则喘咳，痛走胸膺背，不得大息，
头痛不堪，汗出而寒。丙丁甚，庚辛大汗。气逆则
丙丁死。刺手太阴阳明，出血如大豆，立已。

[白话解] 肺脏发生热病，病人常常先出现自
觉寒冷、毫毛竖立、畏恶风寒、舌苔发黄、全身发
热等症状。热邪与肺脏之气相争，会出现气喘、咳
嗽、胸部走窜性疼痛、不能进行深呼吸、头痛剧烈、
汗出身冷等症；肺在五行中属金，受火的克制，所
以每到丙丁日，病情就会加重，如果到了庚辛日，
肺气旺盛，使身体汗出而热退；如果肺气逆乱，则
会在丙丁日死亡。在治疗时，应针刺手太阴肺经和
手阳明大肠经，针刺出血如大豆大小，疾病就可
痊愈。

[原文] 肾热病者，先腰痛骱酸，苦渴数饮身
热。热争则项痛而强，骱寒且酸，足下热，不欲言。
其逆则项痛，员员淡淡然。戊己甚，壬癸大汗。气

逆则戊己死。刺足少阴太阳，诸汗者，至其所胜日
汗出也。

[白话解] 肾脏发生热病，病人常常先出现腰
痛、小腿发酸、口渴较甚、频频饮水、全身发热等
症状。邪热与肾脏之气相争，会出现项痛强直、小
腿寒冷酸痛、足心发热、不想说话等症状；邪气上
逆，出现后项疼痛、头目眩晕、头部摇动不定等症
状；肾在五行中属水，受土的克制，所以每到戊己
日，病情就会加重，如果到了壬癸日，肾气旺盛，
使身体汗出而热退；如果肾气逆乱，则会在戊己日
死亡。在治疗时，应针刺足少阴肾经和足太阳膀胱
经。以上所说的各脏身体汗出而热退，都是到了各
脏之气旺盛之日，正胜邪退，所以汗出而热退。

[原文] 肝热病者，左颊先赤；心热病者，颜
先赤；脾热病者，鼻先赤；肺热病者，右颊先赤；
肾热病，颐先赤。病虽未发，见赤色者刺之，名曰
治未病。热病从部所起者，至期而已，其刺之反者，
三周而已。重逆则死。诸当汗者，至其所胜日，汗
大出也。

[白话解] 肝脏发生热病，病人左颊部首先见到红色；心脏发生热病，病人额部首先见到红色；脾脏发生热病，病人鼻部首先见到红色；肺脏发生热病，病人右颊部首先见到红色；肾脏发生热病，病人两颐部首先见到红色。热病虽然还没有发作，但在病人面部已经出现红色，应及时采取针刺治疗，这就叫作治未病。只在面部出现红色，并未见到其他症状，表明病情轻微，此时应给予及时治疗，到脏腑之气旺盛的时候，疾病就会痊愈；如果治疗不当，就会延长病程，等到生病之脏通过三次脏气旺盛之时，疾病才能痊愈；如果再一次治疗失误，就会造成死亡。凡是热病应当汗出的，如果能及时进行治疗，到了脏腑之气旺盛的时候，身体就会汗出而疾病痊愈。

[原文] 诸治热病，以饮之寒水乃刺之，必寒衣之，居止寒处，身寒而止也。

热病先胸胁痛，手足躁，刺足少阳，补足太阴，病甚者为五十九刺。热病始手臂痛者，刺手阳明太阴而汗出止。热病始于头首者，刺项太阳而汗出止。

热病始于足胫者，刺足阳明而汗出止。热病先身重骨痛，耳聋好瞑，刺足少阴，病甚为五十九刺。热病先眩冒而热，胸胁满，刺足少阴少阳。

[白话解] 对于热病的治疗，应进行适当的调护，可以给病人喝一些清凉的白水，然后再进行针刺治疗；要让病人适当穿着单薄些的衣服，居住在凉爽的地方，这样可以使病人发热减退，使疾病可以痊愈。

热病病人先出现胸胁疼痛、手足躁动不安的症状，应采用泻法针刺足少阳胆经，采用补法针刺足太阴脾经；如果病情较重，可以选用治疗热病的五十九个穴位进行针刺治疗。热病病人先出现手臂疼痛，应针刺手阳明大肠经和手太阴肺经的穴位，使病人汗出而热退。如果热病发于头部，应针刺足太阳膀胱在颈项部的穴位，使病人汗出而热退。如果热病开始于足胫部，应针刺足阳明胃经的穴位，使病人汗出而热退。如果热病病人出现骨节疼痛、耳聋、昏倦嗜睡等症状，应针刺足少阴肾经的穴位，如果病情较重，可以选用治疗热病的五十九个穴位进行针刺治疗。若热病病人先出现头晕目眩、发热、胸胁满胀等症状，应针刺足少阴肾经和足少阳胆经的穴位。

[原文] 太阳之脉，色荣颧骨，热病也。荣未交，曰今且得汗，待时而已。与厥阴脉争见者，死期不过三日。其热病内连肾，少阳之脉色也。少阳之脉色荣颊前，热病也。荣未交，曰今且得汗，待时而已。与少阴脉争见者，死期不过三日。

[白话解] 足太阳经脉发生热病，红色出现于颧骨部位。如果红色不是暗晦无光泽，说明病情轻浅，在太阳经气旺盛的时候，可以使病人汗出而祛除邪气，使疾病痊愈。如果同时又见到少阴经的症状，不超过三天就会死亡。这是由于热病已经深入，并损伤肾脏所致。少阳经发生热病，红色出现于面颊的前方。如果色泽不是暗晦无光泽，说明病情尚浅，在少阳经气旺盛的时候，可以使病人汗出而邪气退去，等待脏气旺盛时疾病就会痊愈。如果同时又见到少阴经的症状，不超过三天就会死亡。

[原文] 热病气穴，三椎下间主胸中热，四椎

下间主膈中热，五椎下间主肝热，六椎下间主脾热，七椎下间主肾热。荣在骶也，项上三椎陷者中也。颊下逆颧为大瘕；下牙车为腹满；颧后为胁痛；颊上者膈上也。

[白话解] 治疗热病穴位：第三椎下方的穴位主要用于清泻肺热；第四椎下方的穴位主要用于清泻心热；第五椎下方的穴位主要用于清泻肝热；第六椎下方的穴位，主要用于清泻脾热；第七椎下方的穴位主要用于清泻肾热。尾骶骨处的穴位和项部第三椎以下凹陷处中央部位的大椎穴，可以用于清泻营分中的热邪。如果面颊部位的红色向上蔓延到颧骨部位，为有"大瘕"病；如果见到红色下行至颊车部，为腹部胀满的病变；如果红色出现在颧骨后侧，表示胁部疼痛；如果红色在颊部上方出现，表示病在膈上。

评热病论篇第三十三

[原文] 黄帝问曰：有病温者，汗出辄复热而脉躁疾，不为汗衰，狂言不能食，病名为何？

岐伯对曰：病名阴阳交，交者死也。

帝曰：愿闻其说。

岐伯曰：人所以汗出者，皆生于谷，谷生于精，今邪气交争于骨肉而得汗者，是邪却而精胜也。精胜则当能食而不复热；复热者，邪气也，汗者，精气也，今汗出而辄复热者，是邪胜也，不能食者，精无俾也。病而留者，其寿可立而倾也。且夫《热论》曰：汗出而脉尚躁盛者死。今脉不与汗相应，此不胜其病也，其死明矣。狂言者，是失志，失志者死，今见三死，不见一生，虽愈必死也。

[白话解] 黄帝问道：有温热病的病人，在出汗以后，又开始发热，并且脉象急数躁动，病情没有因汗出而衰减，反而出现言语狂乱、不进饮食等症状，这是什么病呢？

岐伯回答：这种病称阴阳交，是一种死证。

黄帝说：我想听一听这其中的道理。

岐伯说：人体的汗液，来源于饮食水谷所化生的精气，饮食水谷精气旺盛，则正气与邪气抗争而汗出，人体能够汗出是因为邪气退而精气胜。此时病人应有食欲，且饮食后不再发热。如果病人再次发热，说明邪气尚留于体内，汗就是人的精气，而人体汗出后又复发热，是因为邪气战胜了精气。病人不进饮食，则精气得不到继续补益，精气就会逐渐衰弱，且邪热又稽留不去，这种情况下，病人的生命就危在旦夕了。在《热论》中也曾说过：汗出后脉象仍然躁动不宁的，是死证。现在病人的脉象不因汗出而好转，说明精气已经不能战胜邪气，死亡的征象已是很明显的了。狂言乱语是神志失常的表现，神志失常则是死证。现在已出现了三种死证，却没有一点生机，病情虽然在因汗出后暂时减轻，但最后还是要死亡的。

[原文] 帝曰：有病身热汗出烦满，烦满不为汗解，此为何病？

岐伯曰：汗出而身热者，风也，汗出而烦满不解者，厥也，病名曰风厥。

帝曰：愿卒闻之。

岐伯曰：巨阳主气，故先受邪，少阴与其为表里也，得热则上从之，从之则厥也。

帝曰：治之奈何？

岐伯曰：表里刺之，饮之服汤。

[白话解] 黄帝问道：有的病人全身发热，同时出现汗出，心中烦闷，并且烦闷的症状不会因汗出而缓解，这是什么病呢？

岐伯回答：汗出后而全身发热不退，是因为感受了风邪；病人烦闷不解，是由于下气上逆所致，这种病叫作风厥。

黄帝说：希望能听您详尽地讲一讲。

岐伯说：太阳主管全身阳气，守卫在人体肌表，所以太阳首先感受风邪的侵袭。少阴与太阳互为表里，两者关系比较密切，所以，受太阳经发热的影响，少阴经气向上逆行，便称为厥。

黄帝问道：怎样治疗呢？

　　岐伯回答：治疗时应针刺足太阳膀胱经和足少阴肾经的穴位，即针刺太阳以泻风热之邪，针刺少阴以降上逆之气，并配合内服汤药进行治疗。

　　[原文] 帝曰：劳风为病何如？

　　岐伯曰：劳风法在肺下，其为病也，使人强上冥视，唾出若涕，恶风而振寒，此为劳风之病。

　　帝曰：治之奈何？

　　岐伯曰：以救俯仰。巨阳引精者三日，中年者五日，不精者七日，咳出青黄涕，其状如脓，大如弹丸，从口中若鼻中出，不出则伤肺，伤肺则死也。

　　[白话解] 黄帝问道：劳风病有哪些症状呢？

　　岐伯回答：劳风的受邪部位在肺，症状表现为病人头项强直、头昏目眩、视物不清、吐黏痰、恶风、身体寒栗等，这就是劳风病的发病症状。

　　黄帝问道：那应该怎样治疗呢？

　　岐伯回答：首先要解除头项强硬，使呼吸道通畅，病人能够俯仰自如。如果是精力充沛、抵抗力强的青年人，经过适当治疗，三天就可痊愈；如果是精气稍衰的中年人，需要经过五天的治疗才能痊愈；精气已衰，水不济火的老年人，则需要七天的治疗才能够痊愈。劳风病的病人，咳出青黄色的脓性黏痰，凝结成块，大小如弹丸，从口中或鼻中排出，如果不能咳出，积存在肺中，就要损伤肺脏，导致死亡。

[原文] 帝曰：有病肾风者，面胕痝然，壅害于言，可刺不？

岐伯曰：虚不当刺，不当刺而刺，后五日其气必至。

帝曰：其至何如？

岐伯曰：至必少气时热，时热从胸背上至头，汗出、手热、口干、苦渴、小便黄、目下肿、腹中鸣、身重难以行，月事不来，烦而不能食，不能正偃，正偃则咳，病名曰风水，论在刺法中。

[白话解] 黄帝问道：有患肾风的病人，面部和足背浮肿，眼睑肿胀，妨害言语功能，这种疾病可以用针刺治疗吗？

岐伯回答：虚证不能用刺法。如果不适合使用刺法却误用刺法进行治疗，必然会损伤正气，使其脏气虚弱，五天后邪气内传入肾，加重病情。

黄帝问道：邪气入肾，会有什么样的变化呢？

岐伯回答：会引起病人少气，时常发热，时常觉得热从胸背上至头部，并有汗出、手心发热、口干口渴、小便色黄、眼睑浮肿、腹中鸣响、身体沉重、行动困难等症状。如果病人是妇女，则出现月经停止来潮、心烦而不进饮食，并且不能仰面平卧，仰面平卧则咳嗽气急。这种病叫风水，在《刺法》中有详细的论述。

[原文] 帝曰：愿闻其说。

岐伯曰：邪之所凑，其气必虚；阴虚者，阳必凑之。故少气时热而汗出也。小便黄者，少腹中有热也。不能正偃者，胃中不和也。正偃则咳甚，上迫肺也。诸有水气者，微肿先见于目下也。

帝曰：何以言？

岐伯曰：水者阴也，目下亦阴也，腹者至阴之所居。故水在腹者，必使目下肿也。真气上逆，故口苦舌干，卧不得正偃，正偃则咳出清水也。诸水病者，故不得卧，卧则惊，惊则咳甚也，腹中鸣者，病本于胃也。薄脾则烦，不能食。食不下者，胃脘隔也。身重难以行者，胃脉在足也。月事不来者，胞脉闭也，胞脉者属心，而络于胞中，今气上迫肺，心气不得下通，故月事不来也。

帝曰：善。

[白话解] 黄帝说：我想听一听这其中的道理。

岐伯说：邪气之所以能够侵犯人体造成疾病，是由于正气已经虚弱。肾风病人，由于肾阴不足，风阳乘虚侵入，所以引起呼吸少气、时常发热、汗出等症状。小便色黄，是因为腹中有热；不能仰卧，是因为水气上逆于胃，胃中不调和所致。仰面平卧则咳嗽加剧，是因为水气上迫于肺所致。凡是水湿之气泛滥造成的疾病，首先会见到眼睑下部出现轻度浮肿的症状。

黄帝问道：这是为什么？

岐伯回答：水属阴，眼睑下部同样为属阴的部位，腹部也是至阴所在之处，所以腹中有水的，必然出现眼睑下部轻度浮肿的症状。如果水邪之气上犯心脏，使心气上逆，就会出现口苦咽干，不能仰卧，仰面平卧则水气上逆而咳出清水等症状。凡是水肿病人，都会出现不能仰卧，仰卧则使病人感到惊悸不安，也会出现咳嗽加剧。腹中鸣响是由于胃肠中有水液流动造成的，疾病的根本在于胃。如果水邪侵犯脾，就会出现心烦不能进食等症状。如果病人不进饮食，是因为水湿阻隔胃脘。身体沉重而行动困难，是因为胃的经脉下行至足部，水邪阻滞经脉所致。妇女月经停止来潮，是因为水湿之邪阻滞胞脉，使胞脉闭塞不通的缘故。胞脉属于心脏而下络于胞宫，水肿病人水湿之邪上迫于肺，使心气不得下通，因此月经不能来潮。

黄帝说：讲得好。

逆调论篇第三十四

[**原文**] 黄帝问曰：人身非常温也，非常热也，为之热而烦满者何也？

岐伯对曰：阴气少而阳气胜也，故热而烦满也。

帝曰：人身非衣寒也，中非有寒气也，寒从中生者何？

岐伯曰：是人多痹气也，阳气少，阴气多，故身寒如从水中出。

[**白话解**] 黄帝问道：有的病人，身体发热，不是由于穿衣服过多造成的，却感到身体发热而烦闷，这是什么原因呢？

岐伯回答：这是由于阴气虚少而阳气偏盛，所以出现发热而烦闷的症状。

黄帝问道：有的人穿的衣服并不单薄，也没有感受寒邪，却感觉寒气从体内而生，这是什么原因呢？

岐伯回答：这是由于人的阳气虚少，阳气虚少

而阴气偏盛，所以经常感觉身体发冷，像从冷水中
出来一样。

[**原文**] 帝曰：人有四肢热，逢风寒如炙如火
者，何也？

岐伯曰：是人者阴气虚，阳气盛，四肢者阳也，
两阳相得而阴气虚少，少水不能灭盛火，而阳独治。
独治者不能生长也，独胜而止耳。逢风而如炙如火
者，是人当肉烁也。

[**白话解**] 黄帝说：有的病人四肢发热，当感
受风寒时，会觉得身体如热火熏炙一样，这是什么
原因呢？

岐伯回答：这是由于阴气虚少而阳气偏盛。四
肢属阳，风邪也属阳，四肢发热属阳性症状，又感
受风邪，是两阳相并，则阳气更加亢盛。阳气亢盛
则阴气日益虚少，虚少的阴气不能制约亢盛的阳气，
如同少量的水无法熄灭旺盛的火焰，所以形成了人
体阳气单独亢盛的局面。阳气独亢，阴气便不能正
常生长。阳气独亢到一定程度，人体的生机也就停
止了。这种四肢发热如炙如火的病人，由于体内阴

虚，加上风热之邪的侵袭，所以病人肌肉就会逐渐消瘦。

[原文] 帝曰：人有身寒，汤火不能热，厚衣不能温，然不冻栗，是为何病？

岐伯曰：是人者，素肾气胜，以水为事，太阳气衰，肾脂枯不长，一水不能胜两火。肾者水也，而生于骨，肾不生，则髓不能满，故寒甚至骨也。所以不能冻栗者，肝一阳也，心二阳也，肾孤脏也，一水不能胜二火，故不能冻栗，病名曰骨痹，是人当挛节也。

[白话解] 黄帝说：有的病人身体寒凉，即使尝试用浸泡热水、烤火取暖、多穿衣服等方法，仍不能感到温暖，但病人却不会出现恶寒战栗的现象，这是什么病呢？

岐伯回答：这种病人平素肾气偏盛，但长期接近水湿，以致水寒之气偏盛，而使太阳之阳气虚衰，肾中的阴精得不到阳气的温暖而枯竭不长。一个肾水敌不过两阳之火。肾是水脏，储藏阴精，主骨生髓。如果肾中精气枯竭不长则骨髓不能充满，所以感到寒冷至骨。之所以不会出现战栗，是因为一水不能胜二火，其中肾为一水，心、肝为二火。所以肾水胜不过心肝二阳之火，虽然病人感觉寒冷，但不会出现战栗，这种病叫"骨痹"，这个病人会有骨节拘挛的症状。

[**原文**] 帝曰：人之肉苛者，虽近衣絮，犹尚苛也，是谓何疾？

岐伯曰：荣气虚，卫气虚也，荣气虚则不仁，卫气虚则不用，荣卫俱虚，则不仁且不用，肉如故也。人身与志不相有，曰死。

[**白话解**] 黄帝说：有的病人皮肉麻木沉重，虽然穿上棉衣，盖上被子，症状仍不会缓解，这是什么病呢？

岐伯回答：这是因为病人营卫之气亏虚。营气虚弱则皮肤麻木不仁；卫气虚弱则肢体沉重；如果营卫之气俱虚，则皮肤麻木不仁和肢体沉重并见，肌肉也是如此。如果病人发展到形体和神志不能相互为用，就要死亡。

[**原文**] 帝曰：人有逆气不得卧而息有音者，

有不得卧而息无音者，有起居如故息有音者，有得卧行而喘者，有不得卧不能行而喘者，有不得卧卧而喘者，皆何脏使然？愿闻其故。

岐伯曰：不得卧而息有音者，是阳明之逆也，足三阳者下行，今逆而上行，故息有音也。阳明者，胃脉也，胃者，六腑之海，其气亦下行。阳明逆，不得从其道，故不得卧也。《下经》曰：胃不和则卧不安，此之谓也。夫起居如故而息有音者，此肺之络脉逆也，络脉不得随经上下，故留经而不行，络脉之病人也微，故起居如故而息有音也。夫不得卧，卧则喘者，是水气之客也。夫水者，循津液而流也，肾者水脏主津液，主卧与喘也。

帝曰：善。

[白话解] 黄帝说：患有气逆的病人，有的不能平卧而呼吸有声；有的不能平卧而呼吸无声；有的起居如常，可以正常活动，但呼吸有声；有的能够平卧，行动后就会出现气喘；有的不能安卧，也不能进行正常活动而气喘；有的不能平卧，平卧就会出现气喘。这是由哪些脏腑病变引发的？我想知

道其中的缘故。

岐伯说：病人不能平卧而呼吸有声，是因为阳明经脉之气上逆。足的三条阳经，从头到足都是下行的，现在病人的足阳明经脉之气却上逆而行，所以呼吸不利而有声。足阳明是胃的经脉，胃是六腑之海，胃气也以下行为顺，如果阳明经脉之气上逆，不沿正常的通道运行，病人就不能平卧。《下经》所说的"胃不和则卧不安"就是这个意思。如果病人活动正常而呼吸有声，这是由于肺的络脉不顺，络脉不能跟随着经脉之气正常上下运动而停留于经中不运行。络脉的病变通常是比较轻微的，所以虽然呼吸不利有声，但活动正常。如果不能平卧，平卧则出现气喘的现象，是由于水气侵犯所致。人体的水液是循着津液流行的道路而流动的。肾是水脏，主管人体的津液，如果肾功能出现障碍，水气上逆而犯肺，则病人就会出现不能平卧而气喘的症状。

黄帝说：讲得好。

疟论篇第三十五

[**原文**] 黄帝问曰：夫痎疟皆生于风，其蓄作有时者何也？

岐伯对曰：疟之始发也，先起于毫毛，伸欠乃作，寒栗鼓颔，腰脊俱痛，寒去则内外皆热，头痛如破，渴欲冷饮。

[**白话解**] 黄帝问道：一般来说，疟疾都是由于感受了风邪而引起，其发作和停止却有一定的时间，这是什么道理？

岐伯回答：疟疾开始发作的时候，先表现在皮肤毫毛，继而出现伸懒腰、打呵欠，接着寒冷发抖，下颔鼓动，腰脊疼痛；等到这些寒冷症状消失，便会出现全身发热、头痛有如裂开一样、口渴、想喝冷饮等症状。

[**原文**] 帝曰：何气使然？愿闻其道。

岐伯曰：阴阳上下交争，虚实更作，阴阳相移也。阳并于阴，则阴实而阳虚，阳明虚则寒栗鼓颔也；巨阳虚则腰背头项痛；三阳俱虚则阴气胜，阴气胜则骨寒而痛；寒生于内，故中外皆寒；阳盛则外热，阴虚则内热，外内皆热则喘而渴，故欲冷饮也。此皆得之夏伤于暑，热气盛，藏于皮肤之内，肠胃之外，皆荣气之所舍也。此令人汗空疏，腠理开，因得秋气；汗出遇风，及得之以浴，水气舍于皮肤之内，与卫气并居。卫气者，昼日行于阳，夜行于阴，此气得阳而外出，得阴而内薄，内外相薄，是以日作。

[白话解] 黄帝问道：这是什么原因引起的？想听您讲一讲其中的道理。

岐伯回答：这是由于阴阳上下相争，虚实交替而作，阴阳虚实相互更移所造成的。阳气转移到阴气所在的地方，与阴气合并，是阴气相对充实，而阳气则相对不足，所以阳明经气虚就会出现寒冷发抖，甚至两颌下抖动；如果太阳经气虚，就会出现腰背头项疼痛；如果三条阳经经气都虚，则阴气更胜，阴气过胜则会出现骨节寒冷疼痛。这种寒从内而生，所以病人感觉身体内外皆寒冷。阳盛就发生外热，阴虚就发生内热。如果阳盛与阴虚同时出现，则身体外内都发热，热甚的时候就会见到呼吸急促、气喘、口渴、喜欢冷饮。这都是由于夏天伤于暑气，热气过盛，热邪藏于皮肤之内、肠胃之外，即荣气所居的地方。由于暑热内伏，使人体汗出，毛孔疏松，腠理开泄，到了秋天感受寒凉之气，或汗出时感受风邪，或汗出后沐浴，风邪和水气就会停留于皮肤之内，与卫气相合。卫气在白天时行于阳分，在夜晚时行于阴分，邪气也随着卫气的循行，进出人体内外，到达体表阳分时则外出，到达体内阴分时则内入，随卫气的运行进出内外，所以每日发作。

[原文] 帝曰：其间日而作者何也？

岐伯曰：其气之舍深，内薄于阴，阳气独发，阴邪内著，阴与阳争不得出，是以间日而作也。

帝曰：善。其作日晏与其日早者，何气使然？

岐伯曰：邪气客于风府，循脊而下，卫气一日一夜大会于风府，其明日日下一节，故其作也晏。此先客于脊背也，每至于风府则腠理开，腠理开则

297

邪气入，邪气入则病作，以此日作稍益晏也；其出于风府，日下一节，二十五日下至骶骨，二十六日入于脊内，注于伏膂之脉，其气上行，九日出于缺盆之中，其气日高，故作日益早也。其间日发者，由邪气内薄于五脏，横连募原也。其道远，其气深，其行迟，不能与卫气俱行，不得皆出。故间日乃作也。

[白话解] 黄帝问道：疟疾隔日发作一次，这是什么原因？

岐伯回答：这是因为邪气侵犯人体较深处的部位，距离体表较远，不能与卫气同时到达体表阳经，于是就形成了卫气单独循行于体表阳经而邪气停留于体内的情况。邪气每两日运行至体表与卫气合并抗争一次，所以疟疾出现隔日发作一次的现象。

黄帝说：讲得好！疟疾在原来发作的时间上，有的逐日推迟，而有的逐日提前，这是什么原因呢？

岐伯回答：邪气侵犯风府，常常沿着脊柱向下运行。人体的卫气每昼夜会于风府一次，当卫气与邪气会于风府时，正邪相争就会发病。由于邪气每日向下移行一节，所以发作的时间一天比一天晚。
这种情况是因邪气先客于脊背，卫气每至风府时，
则腠理开，邪气侵入人体病即发作。因邪气每日下
行一节，所以发作的时间就会逐日推迟。邪气侵袭
风府，逐日下移一节，经过二十五天，邪气下行至
骶骨；第二十六天，邪气又入于脊内，沿冲脉上行，
经过九天到达任脉的天突穴。由于邪气的位置日渐
上升，所以发病的时间也就一天比一天早。至于隔
一天发病一次，是因为邪气内迫五脏，横连于膜原，
邪气距离体表较远，循行迟缓，不能与卫气并行，
邪气与卫气不能同时到达体表，所以疟疾隔一天才
能发作一次。

[原文] 帝曰：夫子言卫气每至于风府，腠理
乃发，发则邪气入，入则病作，今卫气日下一节，
其气之发也不当风府，其日作者奈何？

岐伯曰：此邪气客于头项，循膂而下者也。故
虚实不同，邪中异所，则不得当其风府也。故邪中
于头项者，气至头项而病；中于背者，气至背而病；
中于腰脊者，气至腰脊而病；中于手足者，气至手

299

足而病。卫气之所在与邪气相合，则病作。故风无常府，卫气之所发，必开其腠理，邪气之所合，则其府也。

[**白话解**] 黄帝问道：您说卫气每至于风府时，皮肤汗孔张开，邪气就趁机袭入人体，邪气与卫气相合则发病。可您现在又说，邪气每日下行一节，那么发病的时候，邪气就不在风府了，而疟疾却仍能每日发作一次，这是什么道理呢？

岐伯回答：这是由于邪气侵入头项，循着脊柱下行的缘故，但人体各部分的虚实不同，邪气侵犯的部位也不一样，所以不一定在风府穴才发病。邪气侵犯头项，卫气行至头顶而病发；邪气侵犯背部，卫气行至背部而病发；邪气侵犯腰脊，卫气行至腰脊而病发；邪气侵犯手足，卫气行至手足而病发；不论人体何处，凡是卫气与邪气相合，病就要发作。所以说风邪侵袭人体没有固定的部位，只要卫气运行到邪气停留的地方，两者相合，汗孔张开则疾病发作。

[**原文**] 帝曰：善。夫风之与疟也，相似同类，

而风独常在，疟得有时而休者何也？

岐伯曰：风气留其处，故常在；疟气随经络沉以内薄，故卫气应乃作。

[白话解] 黄帝说：讲得很好！风证和疟疾都是同属一类的疾病，为什么风证的症状持续存在，而疟疾却间歇发作呢？

岐伯说：风邪相对稳定地停留在侵犯部位，所以症状持续存在；疟邪则是随着经络循行，深入体内，必须与卫气相合，病才会发作。

[原文] 帝曰：疟先寒而后热者何也？

岐伯曰：夏伤于大暑，其汗大出，腠理开发，因遇夏气凄沧之水寒，藏于腠理皮肤之中，秋伤于风，则病成矣。夫寒者，阴气也，风者，阳气也，先伤于寒而后伤于风，故先寒而后热也。病以时作，名曰寒疟。

帝曰：先热而后寒者何也？

岐伯曰：此先伤于风，而后伤于寒。故先热而后寒也。亦以时作，名曰温疟。其但热而不寒者，阴气先绝，阳气独发，则少气烦冤，手足热而欲呕，名曰瘅疟。

[白话解] 黄帝问道：疟疾发作时表现为先寒后热，这是为什么？

岐伯回答：夏天感受了严重的暑气，出汗较多，汗孔张开，此时如果感受寒凉的邪气而侵入腠理皮肤之中，到秋天又感受风邪，就会成为疟疾。寒属阴性病邪，风属阳性病邪。病人先感受寒邪，后又伤于风邪，所以先寒而后热，这种疟疾的发作有固定的时间，名叫寒疟。

黄帝问道：有的人表现为先热后寒，这是为什么呢？

岐伯回答：这是因为病人先伤于风邪，后又感受寒邪，所以先热而后寒，这种疟疾的发作也有固定的时间，名叫温疟。还有一种情况就是只发热而不恶寒，这是由于病人内部的阴气先亏损，因此外部的阳气旺盛，疾病发作时，会出现少气、烦闷、手足发热、想呕吐等症状，这叫作瘅疟。

[原文] 帝曰：夫经言有余者泻之，不足者补之，今热为有余，寒为不足。夫疟者之寒，汤火不

能温也，及其热，冰水不能寒也，此皆有余不足之类。当此之时，良工不能止，必须其自衰，乃刺之，其故何也？愿闻其说。

岐伯曰：经言无刺熇熇之热，无刺浑浑之脉，无刺漉漉之汗，故为其病逆未可治也。夫疟之始发也，阳气并于阴，当是之时，阳虚而阴盛，外无气，故先寒栗也。阴气逆极则复出之阳，阳与阴复并于外，则阴虚而阳实，故先热而渴。夫疟气者，并于阳则阳胜，并于阴则阴胜，阴胜则寒，阳胜则热。疟者，风寒之气不常也。病极则复。至病之发也，如火之热，如风雨不可当也。故经言曰：方其盛时必毁，因其衰也，事必大昌，此之谓也。夫疟之未发也，阴未并阳，阳未并阴，因而调之，真气得安，邪气乃亡。故工不能治其已发为其气逆也。

[白话解] 黄帝说：医经上说，邪气盛实的病证，应当采用泻法进行治疗；正气亏虚的病证，应当采用补法进行治疗。现在发热是有余，寒冷是不足。疟疾表现出来的寒冷是虽然用热水或烤火，也不能使病人感到温暖；等到出现发热，即使用冰水

冰也不能使病人感觉凉爽。这些寒热都是虚实一类的病证。但当病人发冷、发热的时候，良医也没有办法解决，必须等到病势自行衰退之后，才可以施用针刺治疗，这是什么原因呢？请您和我讲一讲。

岐伯说：医经上说过，有高热时不能针刺，脉搏紊乱时不能针刺，大汗出时不能针刺，因为此时邪盛气逆，不应勉强使用针刺治疗。疟疾刚开始发作时，体表阳气与体内阴气合并，此时阳气虚少而阴气偏盛，体表阳气虚弱，所以先出现寒冷发抖；寒冷到了极点，会复出于阳分，于是阳气与阴气合并于体外，此时阴气虚弱而阳气偏盛，所以先出现发热而口渴。因为引起疟疾的邪气与阳气相并，则阳气胜，与阴气相并，则阴气胜；阴气胜则发寒，阳气胜则发热。疟疾感受的风寒之邪并不常在，其病是在寒极转化为热，又由热极转化为寒的这种变化无常中，反复发作。当疟疾发作的时候，症状会像火一样的剧烈，病势会像狂风暴雨一样势不可挡。所以医经上说，当邪气亢盛的时候，不可用针刺攻邪，应该在邪气衰退的时候针刺治疗，这样可以获得成功，说的就是这个意思。因此治疗疟疾，应在未发作的时候，阴气尚未并于阳气，阳气尚未并于阴气时便进行适当的治疗，这样就不会损伤正气，并且使邪气被消灭。所以医生不能在疟疾发病的时候进行治疗，就是因为此时正气和邪气交争逆乱。

[原文] 帝曰：善。攻之奈何？早晏何如？

岐伯曰：疟之且发也，阴阳之且移也，必从四末始也。阳已伤，阴从之，故先其时坚束其处，令邪气不得入，阴气不得出，审候见之在孙络盛坚而血者，皆取之，此真往而未得并者也。

[白话解] 黄帝说：讲得好！那疟疾究竟要怎样治疗呢？如何掌握时间的早晚呢？

岐伯说：疟疾将要发作时，正是阴阳将要转移合并的时候，会从四肢末端先开始。如果阳气已被邪气损伤，则阴气也将受到邪气的影响，所以在疾病未发作之前，用绳子捆住四肢末端，使邪气不能继续流动，阴气也无法外出，所以两者不能转移与合并；四肢被捆住以后，要审察经络血脉的情况，在孙络坚实充盛而有瘀血之处，针刺出血，这样可以祛除邪气，不让邪气与阳气合并。

[原文] 帝曰：疟不发，其应何如？

岐伯曰：疟气者，必更盛更虚，当气之所在也。病在阳则热而脉躁，在阴则寒而脉静，极则阴阳俱衰，卫气相离，故病得休，卫气集则复病也。

[白话解] 黄帝问道：疟疾未发作的时候，情况应该是怎样的？

岐伯回答：疟疾停留于人体内，使人体阴阳之气发生虚实交替变换，更替而作，邪气在不同的部位而有不同的表现。当邪气在阳分，病人会出现发热而脉搏躁急；邪气在阴分，病人会出现发冷而脉搏较静；疾病发展到极期，病人气血阴阳都受到损伤，卫气和邪气互相分离，疾病就暂时休止；若卫气和邪气再次相遇抗争时，则疟疾又发作。

[原文] 帝曰：时有间二日或至数日发，或渴或不渴，其故何也？

岐伯曰：其间日者邪气与卫气客于六腑，而有时相失不能相得，故休数日乃作也。疟者阴阳更胜也，或甚或不甚，故或渴或不渴。

[白话解] 黄帝问道：有些疟疾隔二日发作一次，有些疟疾隔数日发作一次，发作时有的口渴，有的则不渴，这是什么原因呢？

岐伯回答：疟疾发作间隔时间不同，这是因为邪气客于六腑，卫气亦因之入六腑与邪气相会，不能外出，卫气与邪气有时相失，不能每日相会，所以要间隔几天才发作一次。疟疾发作，是由于阴阳虚实更替变化造成的，阳气盛而阴气虚则热甚而口渴，阴气盛而阳气虚则寒甚而不渴。

[原文] 帝曰：论言夏伤于暑，秋必病疟，今疟不必应者何也？

岐伯曰：此应四时者也。其病异形者，反四时也。其以秋病者寒甚，以冬病者寒不甚，以春病者恶风，以夏病者多汗。

[白话解] 黄帝问道：医经上说，夏季感受暑邪，秋天一定会发疟疾，而有些疟疾，并不是这样，这是什么道理？

岐伯回答：夏季感受暑邪，秋天一定会发疟疾，这是参考了四时发病的一般规律而言。有些疟疾的发病情况不同，与四时发病规律相反。疟疾在一年四季都可发病，发作于秋天的，寒冷的症状较重；发作于冬天的，寒冷的症状较轻；发作于春天的，有怕风的表现；发作于夏天的，有汗出多的表现。

[原文] 帝曰：夫病温疟与寒疟，而皆安舍，舍于何脏？

岐伯曰：温疟者，得之冬中于风，寒气藏于骨髓之中，至春则阳气大发，邪气不能自出，因遇大暑，脑髓烁，肌肉消，腠理发泄，或有所用力，邪气与汗皆出，此病藏于肾，其气先从内出之于外也。如是者，阴虚而阳盛，阳盛则热矣。衰则气复反入，入则阳虚，阳虚则寒矣。故先热而后寒，名曰温疟。

[白话解] 黄帝道：温疟与寒疟，其病邪气停留在什么地方？藏在哪一脏中？

岐伯说：温疟是由于冬天感受风寒，邪气停留在骨髓之中，虽然到了春天阳气开始生发，但邪气仍不能自行外出，等到了夏天，夏季暑热炽盛，消耗脑髓中的阴气，使人精神倦怠，精神不振，肌肉消瘦，汗孔张开，此时劳力过度，邪气乘虚与汗一起外出，而引发疾病的发作。这种病邪原本伏藏于肾中。发作时邪气随阴气从体内而出于体外，与阳气合并。这样的病，多是体内阴气虚弱，而阳气偏盛，阳气偏盛则出现发热的症状。热极而衰则邪气复入阴分，复入阴分则体内阴气偏盛，阴气偏盛就会出现寒冷的症状，所以病人感觉先热后寒，称温疟。

[原文] 帝曰：瘅疟何如？

岐伯曰：瘅疟者肺素有热，气盛于身，厥逆上冲，中气实而不外泄，因有所用力，腠理开，风寒舍于皮肤之内，分肉之间而发，发则阳气盛，阳气盛而不衰则病矣。其气不及于阴，故但热而不寒，气内藏于心而外舍于分肉之间，令人消烁脱肉，故命曰瘅疟。

帝曰：善。

[白话解] 黄帝问道：瘅疟是怎样的情况？

岐伯回答：瘅疟是由于病人肺脏素有热邪，肺主一身之气，故热气充斥全身，此热不能外出皮毛，就会使气逆而上冲，造成胸中之气亢盛，不能外泄。

当病人劳作之后，使皮肤汗孔张开，风寒之邪便乘机侵袭于人体皮肤之内、肌肉之间，与体内原有的热邪合并而发病。发病时阳气偏盛而不见衰减，邪气不能入于阴分，所以病人仅仅表现为发热而不寒冷。这种病的邪气内藏于心脏，外留于肌肉皮肤之间，使人肌肉瘦削，所以名叫瘅疟。

黄帝说：讲得好！

刺疟篇第三十六

[原文] 足太阳之疟，令人腰痛头重，寒从背起，先寒后热，熇熇暍暍然，热止汗出难已，刺郄中出血。

足少阳之疟，令人身体解㑊，寒不甚，热不甚，恶见人，见人心惕惕然，热多汗出甚，刺足少阳。

[白话解] 足太阳经的疟疾，病人会出现腰痛、头重、寒冷从背部而起，先寒后热，并且热势较重，热退时汗出，这种疟疾，不易治愈，可以针刺委中穴放血治疗。

足少阳经的疟疾，病人出现身倦无力、恶寒不重、发热亦轻、怕见人，病人见到人就感到恐惧，发热的时间比较长，汗出较多，可针刺足少阳经的侠溪穴治疗。

[原文] 足阳明之疟，令人先寒洒淅、洒淅寒甚，久乃热，热去汗出，喜见日月光火气，乃快然。刺足阳明跗上。

足太阴之疟，令人不乐，好大息，不嗜食，多寒热汗出，病至则善呕，呕已乃衰，即取之。

[白话解] 足阳明经的疟疾，病人出现寒战发冷并逐渐加剧，持续一段时间后开始发热，退热后汗出，这种病人，喜欢亮光，喜欢火热取暖，见到亮光火热，就感到舒服，治疗应针刺足阳明经的冲阳穴。

足太阴经的疟疾，病人常闷闷不乐，时常叹息，没有食欲，寒冷与发热的症状较多，汗出较多，疟疾病发作时容易呕吐，吐后症状减轻，治疗应在其衰时，立即针刺足太阴经的隐白穴和公孙穴。

[原文] 足少阴之疟，令人呕吐甚，多寒热，热多寒少，欲闭户牖而处，其病难已。

足厥阴之疟，令人腰痛，少腹满、小便不利、如癃状，非癃也。数便，意恐惧，气不足，腹中悒悒，刺足厥阴。

[白话解] 足少阴经的疟疾，病人出现剧烈的呕吐，多发寒热，发热较多而发寒较少，喜欢紧闭门窗独居，这种病很难治愈。

足厥阴经的疟疾，病人出现腰痛、少腹胀满、小便不利、点滴不畅，好像癃病的症状，实际上却不是，只是有小便频数而不通畅的表现，病人心中有恐惧感，气不足，腹中郁滞不畅，可以针刺足厥阴经的太冲穴。

[原文] 肺疟者，令人心寒，寒甚热，热间善惊，如有所见者，刺手太阴阳明。心疟者，令人烦心甚，欲得清水，反寒多，不甚热，刺手少阴。肝疟者，令人色苍苍然，太息，其状若死者，刺足厥阴见血。脾疟者，令人寒，腹中痛。热则肠中鸣，鸣已汗出，刺足太阴。肾疟者，令人洒洒然，腰脊痛，宛转大便难，目眴眴然，手足寒。刺足太阳少阴。胃疟者，令人且病也，善饥而不能食，食而支满腹大。刺足阳明太阴横脉出血。

[白话解] 肺疟，病人心里感到发冷，冷到极点则转为发热，在发热时容易发惊，好像见到了可怕的事物，治疗时，可以针刺手太阴经的列缺穴和手阳明经的合谷穴。心疟，病人心中烦热较甚，想喝冷水，但身上反觉寒多而不太热，治疗时，针刺

手少阴经的神门穴。肝疟，病人面色苍青，时常叹息，肢体僵硬不灵活像死人一样，治疗时，针刺足厥经的中封穴，刺出其血。脾疟，病人发冷，腹中疼痛，发热时伴有肠中鸣响，肠鸣后而汗出，治疗时，针刺足太阴经的商丘穴。肾疟，病人表现出怕冷的样子，腰脊疼痛，难以转侧，大便困难，两目视物不清，手足发冷，治疗时，针刺足太阳经的委中穴和足少阴经的大钟穴。胃疟，像生病的人易觉饥饿，但又不能进食，进食后感到脘腹胀满膨大，治疗时，针刺足阳明经的厉兑穴、三里穴、解溪穴和足太阴经的横脉出血。

[原文] 疟发身方热，刺趾上动脉，开其空，出其血，立寒。疟方欲寒，刺手阳明太阴，足阳明太阴。

疟脉满大急，刺背俞，用中针傍五胠俞各一，适肥瘦出其血也。疟脉小实急，灸胫少阴，刺指井。疟脉满大急，刺背俞，用五胠俞、背俞各一，适行至于血也。疟脉缓大虚，便宜用药，不宜用针。

[白话解] 治疗疟疾，在病人刚刚发热时，针

刺足背上的冲阳穴，扩大针孔，刺出放血，可立即
退热；在病人刚刚发冷时，可以针刺手阳明经的商
阳穴和三间穴、手太阴经的少商穴和太渊穴、足阳
明经的厉兑穴和陷谷穴、足太阴经的隐白穴和太
白穴。

　　疟疾病人的脉搏充盈亢盛且频率较快，可以针
刺背部的俞穴，用中等大小的针在五俞穴旁，靠近
胁部的穴位各针刺一次，并根据病人形体的胖瘦，
确定针刺出血的多少。如果疟疾病人的脉搏小而实
且频率较快，可以灸足胫部的少阴经穴，并针刺足
指端的井穴。如果疟疾病人的脉搏满大而频率快，
可以刺背部的俞穴，刺五俞穴、背俞各刺一次。如
果疟疾病人的脉搏缓大而虚，说明病人气血虚损，
所以应该采用药物治疗，而不宜使用针刺治疗。

　　[原文] 凡治疟先发，如食顷，乃可以治，过
之，则失时也。诸疟而脉不见，刺十指间出血，血
去必已。先视身之赤如小豆者，尽取之。十二疟者，
其发各不同时，察其病形，以知其何脉之病也。先
其发时，如食顷而刺之，一刺则衰，二刺则知，三

刺则已，不已刺舌下两脉出血，不已刺郄中盛经出血，又刺项已下侠脊者必已。舌下两脉者，廉泉也。

[白话解] 凡是治疗疟疾，应在疟疾发作前约一顿饭的时候给予治疗，过了这个时间，就会失去时机。凡是疟疾病人的脉象沉伏不见的，可以针刺十指间穴位出血，出血后则病情好转；如果先见到病人皮肤上出现像赤小豆大小的红点，应用针刺。上述十二种疟疾，其发作各有不同的时间，根据病人的症状表现，就能知道病变在哪一经脉、哪一脏腑。如果在没有发作以前约一顿饭的时候就给以针刺，针刺一次，病情缓解，针刺二次，病情就会就显著好转，针刺三次，疾病就会痊愈。如果没有痊愈，可针刺舌下两脉出血；如果仍没有痊愈，可取委中穴充血的经络，刺出放血，并针刺项部以下挟脊两旁的经穴，这样，疾病一定会痊愈。上面所说的舌下两脉，指的就是廉泉穴。

[原文] 刺疟者，必先问其病之所先发者，先刺之。先头痛及重者，先刺头上及两额两眉之间。先项背痛者，先刺之。先腰脊痛者，先刺郄中出血。

先手臂痛者，先刺手少阴阳明十指间。先足胫酸痛者，先刺足阳明十指间出血。

[白话解] 针刺治疗疟疾时，一定要问清病人发作时最先感觉到症状的部位，并予以针刺。如果病人先出现头痛头重，就先针刺头上及两额、两眉之间出血。如果先出现项部和背部疼痛，就先针刺颈项和背部的穴位。如果病人先出现腰脊疼痛，就先针刺委中出血。如果病人先出现手臂疼痛，就先针刺手少阴经和手阳明经在十指间的井穴。如果病人先出现足胫酸痛，就先针刺足阳明经的脚趾间出血。

[原文] 风疟，疟发则汗出恶风。刺三阳经背俞之血者。骱酸痛甚，按之不可，名曰胕髓病。以镵针，针绝骨出血，立已。身体小痛，刺至阴。诸阴之井无出血，间日一刺。疟不渴，间日而作，刺足太阳。渴而间日作，刺少阳。温疟汗不出，为五十九刺。

[白话解] 风疟，发作时则汗出怕风，在发作时，可针刺太阳经背部的俞穴出血。如果病人小腿

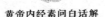

疼剧烈，甚至不能触按，名叫胕髓病，用镵针针刺绝骨穴出血，疼痛会立刻停止。如果病人身体稍感疼痛，可针刺各条阴经的井穴，但都不能针刺出血，并应隔日针刺一次。疟疾病人口不渴而隔日发作的，可针刺足太阳经的穴位；如果病人口渴而隔日发作的，可针刺足少阳经；温疟而汗不出的，用"五十九刺"的方法。

气厥论篇第三十七

[原文] 黄帝问曰：五脏六腑寒热相移者何？

岐伯曰：肾移寒于肝，痈肿少气。脾移寒于肝，痈肿筋挛。肝移寒于心，狂隔中。心移寒于肺，肺消。肺消者饮一溲二，死不治。肺移寒于肾，为涌水。涌水者，按腹不坚，水气客于大肠，疾行则鸣濯濯如囊裹浆，水之病也。

[白话解] 黄帝问道：寒热在五脏六腑的转移情况是怎样的？

岐伯回答：肾脏中的寒邪转移到脾脏，就会出现痈肿、气虚的症状。脾脏中的寒邪转移到肝脏，就会出现痈肿、筋挛等症状。肝脏中的寒邪转移到心脏，就会出现精神错乱、发狂、胸中隔塞等症状。心脏中的寒邪转移到肺脏，就会出现肺消的病变；肺消病的症状是饮水一分，小便要排二分，是不可治的死证。肺脏中的寒邪转移到肾脏，就会出现涌水的病变；涌水病的症状是按压腹部不硬，但由于水气停留于大肠，所以快走时能听到肠中鸣响，好像皮口袋装水一样，这是水邪引起的疾病。

[原文] 脾移热于肝，则为惊衄。肝移热于心，则死。心移热于肺，传为鬲消。肺移热于肾，传为柔痓。肾移热于脾，传为虚，肠澼，死不可治。胞移热于膀胱，则癃溺血。膀胱移热于小肠，鬲肠不便，上为口糜。小肠移热于大肠，为虑瘕，为沉。大肠移热于胃，善食而瘦入，谓之食亦。胃移热于胆，亦曰食亦。胆移热于脑，则辛頞鼻渊。鼻渊者，浊涕下不止也，传为衄衊、瞑目。故得之气厥也。

[白话解] 脾脏中的热邪转移到肝脏，就会出现惊恐和鼻子出血等症状。肝脏中的热邪转移到心脏，就可能造成死亡。心脏中的热邪转移到肺脏，则成为鬲消病。肺脏中的热邪转移到肾脏，就成为柔痓病。肾脏中的热邪转移到脾脏，就会损伤脾脏的阴气，成为肠澼病，是不可治疗的死证。胞宫的热邪转移到膀胱，就会出现小便不通或尿中带血等症状。膀胱中的热邪转移到小肠，使肠道阻滞，大便秘结，热邪上炎，造成口腔溃疡。小肠中的热邪

转移到大肠，形成虑瘕病，或痔疮等病变。大肠中的热邪转移到胃中，出现食欲旺盛，虽然食量较大，但身体消瘦，病名叫食亦。胃中的热邪转移到胆中，也称为食亦。胆中的热邪转移到脑中，病人鼻根部会有辛辣感，造成鼻渊。鼻渊病的症状是鼻流浊涕而不止。如果热邪损伤了鼻中的血络，会造成鼻部出血，两目不明。以上各种病症，都是由于脏腑之气逆乱所造成的。

咳论篇第三十八

[原文] 黄帝问曰：肺之令人咳何也？

岐伯对曰：五脏六腑皆令人咳，非独肺也。

帝曰：愿闻其状？

岐伯曰：皮毛者肺之合也。皮毛先受邪气，邪气以从其合也。其寒饮食入胃，从肺脉上至于肺，则肺寒，肺寒则外内合邪，因而客之，则为肺咳。五脏各以其时受病，非其时各传以与之。

[白话解] 黄帝问道：肺脏有病能使人产生咳嗽，这是什么道理呢？

岐伯回答：五脏六腑的功能失调，都能使人咳嗽，不只是肺一脏的病变。

黄帝说：请您讲一讲各种咳嗽的症状。

岐伯说：人体的皮毛与肺脏相合，所以皮肤毫毛最先感受邪气，邪气就会向内传给相关联的脏腑，从而影响到肺脏。寒冷的饮食进入胃中，寒气在胃中会循着肺脉上达于肺，这样肺脏也会受到影响。

由于上述原因，就使内外寒邪相合，停留于肺脏，从而成为肺咳。五脏各在其所主管的季节感受邪气，而产生咳嗽。如果咳嗽不是在肺所主的秋季发生，则是由于其他脏腑有病，转移到肺中而引发的咳嗽。

[原文] 人与天地相参，故五脏各以治时，感于寒则受病，微则为咳，甚者为泄为痛。乘秋则肺先受邪，乘春则肝先受之，乘夏则心先受之，乘至阴则脾先受之，乘冬则肾先受之。

[白话解] 人和自然界是息息相关的，人体的五脏和节气有一定的对应关系，当五脏在其所主管的季节中感受了寒邪，就会引发疾病。病情轻微的，则发生咳嗽；病情严重的，会出现腹泻、腹痛等症状。所以当秋天的时候，肺先感受邪气；当春天的时候，肝先感受邪气；当夏天的时候，心先感受邪气；当长夏的时候，脾先感受邪气；当冬天的时候，肾先感受邪气。

[原文] 帝曰：何以异之？

岐伯曰：肺咳之状，咳而喘息有音，甚则唾血。心咳之状，咳则心痛，喉中介介如梗状，甚则咽肿，喉痹。肝咳之状，咳则两胁下痛，甚则不可以转，转则两胠下满。脾咳之状，咳则右胁下痛，阴阴引肩背，甚则不可以动，动则咳剧。肾咳之状，咳则腰背相引而痛，甚则咳涎。

[白话解] 黄帝问道：这些咳嗽应该如何区分呢？

岐伯回答：肺咳的症状，咳嗽伴有气喘、呼吸有声，甚至咯血。心咳的症状，咳嗽伴有心痛，喉中好像有东西梗塞一样，严重时咽喉肿痛而闭塞。肝咳的症状，咳嗽伴有两侧胁肋疼痛，甚至痛得不能转侧，如果转侧则两胁下胀满。脾咳的症状，咳嗽伴有右胁下疼痛，并牵引肩背隐隐作痛，严重时肢体不能活动，活动会使咳嗽加剧。肾咳的症状，咳嗽伴有腰部和背部互相牵引作痛，甚至咳吐痰涎。

[原文] 帝曰：六腑之咳奈何？安所受病？

岐伯曰：五脏之久咳，乃移于六腑。脾咳不已，则胃受之。胃咳之状，咳而呕，呕甚则长虫出。肝咳不已则胆受之，胆咳之状，咳呕胆汁。肺咳不已则大肠受之，大肠咳状，咳而遗失。心咳不已则小肠受之，小肠咳状，咳而失气，气与咳俱失。肾咳不已则膀胱受之，膀胱咳状，咳而遗溺。久咳不已则三焦受之，三焦咳状，咳而腹满不欲食饮。此皆聚于胃关于肺，使人多涕唾而面浮肿气逆也。

[白话解] 黄帝问道：六腑咳嗽有什么样的症状？是如何发病的？

岐伯回答：五脏咳嗽，长久不愈，就要转移到六腑。脾咳长久不愈，则胃就会受病；胃咳的症状，咳嗽伴有呕吐，严重时可能吐出蛔虫。肝咳长久不愈，则胆就会受病；胆咳的症状，咳嗽伴有呕吐胆汁。肺咳长久不愈，则大肠受病；大肠咳的症状，咳嗽伴有大便失禁。心咳长久不愈，则小肠受病；小肠咳的症状，咳嗽伴有矢气，而且常是咳嗽与矢气同时出现。肾咳长久不愈，则膀胱受病；膀胱咳的症状，咳嗽伴有遗尿。以上各种咳嗽，如果长久不愈，都会使三焦受病；三焦咳的症状，咳嗽伴有腹满，没有食欲。总之，咳嗽的病变都是邪气聚于胃，而关系到肺，故使人多涕唾而面部浮肿、咳嗽气逆。

[原文] 帝曰：治之奈何？

岐伯曰：治脏者治其俞，治腑者治其合，浮肿者治其经。

帝曰：善。

[白话解] 黄帝问道：怎样治疗呢？

岐伯说：治五脏的咳嗽，取各脏的俞穴；治六腑的咳嗽，取各腑的合穴；如果病人有浮肿的症状，可以取有关脏腑的经穴进行治疗。

黄帝道：讲得好！

举痛论篇第三十九

[原文] 黄帝问曰：余闻善言天者，必有验于人，善言古者，必有合于今；善言人者，必有厌于己。如此则道不惑而要数极，所谓明也。今余问于夫子，令言而可知，视而可见，扪而可得，令验于己而发蒙解惑，可得而闻乎？

岐伯再拜稽首曰：何道之问也？

帝曰：愿闻人之五脏卒痛，何气使然？

岐伯对曰：经脉流行不止，环周不休，寒气入经而稽迟，泣而不行，客于脉外则血少，客于脉中则气不通，故卒然而痛。

[白话解] 黄帝问道：我听说善于研究天地阴阳变化的人，一定会与人体的生理病理联系起来；善于谈论古代经验的人，一定会结合当代的实际情况；善于讲解人体生理病理的，一定会结合自身的情况。这样，才能掌握事物的规律，了解事物的要领，透彻地阐明医理。我想请教先生，您是怎样用问

诊、望诊、切诊来了解和掌握病情的呢？为了使我有所体验，启发蒙昧，解除疑惑，您能将这个方法告诉我吗？

岐伯恭敬地回答：您要问的是哪些方面的问题呢？

黄帝说：我想听一听人体的五脏突然作痛，是感受什么邪气造成的呢？

岐伯回答：人体经脉中的气血流行不止，循环无端，如果寒邪侵入了经脉，停留不去，经脉气血的循行迟滞，运行不畅。如果寒邪侵袭于经脉之外，寒邪收引，则使经脉收缩，气血运行不畅；脉外组织得不到濡养，则气血就会减少；如果寒邪侵犯到脉中，寒邪收引，会使气血阻滞不通，所以突然作痛。

[原文] 帝曰：其痛或卒然而止者；或痛甚不休者；或痛甚不可按者；或按之而痛止者；或按之无益者；或喘动应手者；或心与背相引而痛者；或胁肋与少腹相引而痛者；或腹痛引阴股者；或痛宿昔而成积者；或卒然痛死不知人，有少间复生者；

或痛而呕者；或腹痛而后泄者；或痛而闭不通者。凡此诸痛，各不同形，别之奈何？

岐伯曰：寒气客于脉外，则脉寒，脉寒则缩蜷，缩蜷则脉绌急，绌急则外引小络，故卒然而痛。得炅则痛立止，因重中于寒，则痛久矣。寒气客于经脉之中，与炅气相薄，则脉满，满则痛而不可按也。寒气稽留，炅气从上，则脉充大而血气乱，故痛甚不可按也。寒气客于肠胃之间，膜原之下，血不得散，小络急引故痛。按之则血气散，故按之痛止。寒气客于侠脊之脉则深，按之不能及，故按之无益也。寒气客于冲脉，冲脉起于关元，随腹直上，寒气客则脉不通，脉不通则气因之，故喘动应手矣。寒气客于背俞之脉，则脉泣，脉泣则血虚，血虚则痛。其俞注于心，故相引而痛。按之则热气至，热气至则痛止矣。寒气客于厥阴之脉，厥阴之脉者，络阴器，系于肝，寒气客于脉中，则血泣脉急，故胁肋与少腹相引痛矣。厥气客于阴股，寒气上及少腹，血泣在下相引，故腹痛引阴股。寒气客于小肠膜原之间，络血之中，血泣不得注入大经，血气稽留不得行，故宿昔而成积矣。寒气客于五脏，厥逆上泄，阴气竭，阳气未入，故卒然痛死不知人，气复反则生矣。寒气客于肠胃，厥逆上出，故痛而呕也。寒气客于小肠，小肠不得成聚，故后泄腹痛矣。热气留于小肠，肠中痛，瘅热焦渴，则坚干不得出，故痛而闭不通矣。

[白话解] 黄帝说：有疼痛突然停止的；有疼痛剧烈而不停止的；有疼痛得很剧烈而不能按压的；有按压而疼痛停止的；有按压疼痛也不见缓解的；有疼痛跳动应手的；有心与背部牵引作痛的；有胁肋部和少腹部牵引作痛的；有腹部疼痛放射到大腿内侧的；有疼痛日久而形成积块的；有突然疼痛昏厥不醒，片刻又清醒的；有疼痛伴有呕吐的；有腹痛伴有腹泻的；有疼痛伴大便闭结不通的。以上这些疼痛的情况，症状各不相同，如何加以区别呢？

岐伯回答：寒邪侵袭脉外，经脉受寒，寒邪收引，引起经脉收缩不伸，造成经脉拘急，因而牵引在外的细小脉络，突然发生疼痛。如果得到温暖，疼痛就会立刻停止。如果再次感受寒邪，疼痛时间较长，经久不愈。寒邪侵袭经脉之中，人体经脉中原本的热气相互搏争，使经脉血液运行受阻而经脉充满，脉中邪气充实，所以疼痛而不可按。寒邪停留于脉中，人体本身的热气则随之而上，与寒邪相搏，使经脉充满，气血运行紊乱，故疼痛剧烈而不可触按。寒邪侵袭于肠胃之间，膜原之下，导致血气凝涩而不散，细小的脉络拘急而牵引疼痛，如局部按压，使气血散行，所以触按会使疼痛停止。寒邪侵袭于夹脊的经脉，由于邪气侵入的部位较深，所以触按也不能使气血散开，所以触按无效。寒邪侵袭于冲脉之中，冲脉始于小腹关元穴，循腹上行，如果因寒气侵入则使冲脉不通，冲脉不通则气鼓动冲脉而欲畅通，所以腹痛气急而跳动应手。寒邪侵于背部五俞穴，使得血脉流行滞涩，血液运行不畅而血虚，血虚则疼痛。如果寒邪侵犯心俞，出现心与背牵引疼痛，按之则感到有热感，有热则疼痛就停止了。寒邪侵袭于足厥阴之脉，足厥阴之脉环绕阴器，经过少腹，向上与胁肋和肝脏相连；寒邪侵入脉中，使经脉拘急，所以胁肋与少腹牵引作痛。

如果寒邪侵袭大腿内侧，并沿着经脉上行入小腹，气血凝滞，就会出现小腹疼痛牵引大腿内侧。寒邪侵袭小肠膜原之间与络脉之中，使络脉凝涩不能流注于大的经脉，气血留止不能畅行，所以日久便可结成积聚。寒邪侵袭于五脏，迫使五脏之气逆而上行，以致脏气上越外泄，使阴气竭于内，阳气不得入，阴阳之气不能正常衔接，所以出现突然疼痛昏死，不省人事；如果阳气恢复，阴阳相接，病人就会苏醒。寒邪侵袭肠胃，迫使肠胃之气逆行，所以疼痛并伴有呕吐。寒邪侵袭小肠，小肠为受盛之腑，因寒而阳气不化，水谷不得停留，所以出现腹痛、泄泻。如果是热邪停留于小肠，也会出现疼痛，由于热邪损伤津液，使病人出现口干口渴，大便坚硬难以排出，所以出现腹痛而大便闭结不通的症状。

[原文] 帝曰：所谓言而可知者也，视而可见奈何？

岐伯曰：五脏六腑固尽有部，视其五色，黄赤为热，白为寒，青黑为痛，此所谓视而可见者也。

帝曰：扪而可得。奈何？

岐伯曰：视其主病之脉，坚而血及陷下者，皆可扪而得也。

[白话解] 黄帝说：以上病情，都是从问诊中了解的。那么，怎样通过望诊了解病情呢？

岐伯回答：五脏六腑在面部各有所属的部位，通过观察望面部五色的变化可以诊断疾病，如果面部出现黄色、赤色，表示体内有热；出现白色，表示有寒；面部出现青色、黑色，表示会有疼痛症状。这就是通过望诊可以了解的。

黄帝问道：如何通过触诊了解病情？

岐伯回答：审察受邪的经脉，如果脉坚实有力，是有邪气结聚；如果脉络充血隆起，表示局部血液停留不散；如果经脉陷下，说明气血不足。这些都是可以用触按的方法得知的。

[原文] 帝曰：善。余知百病生于气也，怒则气上，喜则气缓，悲则气消，恐则气下，寒则气收，炅则气泄，惊则气乱，劳则气耗，思则气结。九气不同，何病之生？

岐伯曰：怒则气逆，甚则呕血及飧泄，故气上矣。喜则气和志达，荣卫通利，故气缓矣。悲则心系急，肺布叶举，而上焦不通，荣卫不散，热气在中，故气消矣。恐则精却，却则上焦闭，闭则气还，还则下焦胀，故气不行矣。寒则腠理闭，气不行，故气收矣。炅则腠理开，荣卫通，汗大泄，故气泄。惊则心无所倚，神无所归，虑无所定，故气乱矣。劳则喘息汗出，外内皆越，故气耗矣。思则心有所存，神有所归，正气留而不行，故气结矣。

[白话解] 黄帝说：讲得好。许多疾病的发生，都是由气机失调引起的，暴怒则气上逆，喜则气舒缓，悲哀则气消沉，恐惧则气下沉，遇寒则气收敛，受热则气外泄，受到惊吓则气紊乱，过于劳累则气耗散，过度思虑则气郁结。这九种气的变化不同，会发生怎样的疾病呢？

岐伯回答：暴怒则使肝气上逆，血随气逆上行，严重的会出现呕血，如果肝气影响到脾胃的功能，会出现飧泄病，所以说"怒则气上"。喜则气和顺而志意畅达，营卫之气通利，但过度喜悦可使心气涣散，所以说"喜则气缓"。悲哀太过则使心联系其他组织的脉络拘急，还会影响到肺脏，使得肺叶张举，呼吸异常，以致胸部胀满，气行不畅，营卫之气不能布散，长时间郁积化热，而损伤气，所以说"悲则气消"。恐惧则使精气下却，肾脏功能受损，使上部闭塞不通，下部无法上行，使得下部胀满，所以说"恐则气下"。寒冷之气侵袭人体，则使腠理闭密，荣卫之气不能正常运行，收敛于内，所以说，"寒则气收"。火热之气能使人皮肤汗孔开放，使得荣卫运行通畅，汗液大量外泄，气随津泄，所以说，"热则气泄"。受到惊吓会出现心悸不宁，精神不安，心中疑虑不定等表现，所以说，"惊则气乱"。过度疲劳使人气喘汗出，气喘则消耗体内的气，汗出过多则消耗体表的气，所以说"劳则气耗"。思虑过度，使正气留结而不能正常运行，所以说"思则气结"。

腹中论篇第四十

[原文] 黄帝问曰：有病心腹满，旦食则不能暮食，此为何病？

岐伯对曰：名为鼓胀。

帝曰：治之奈何？

岐伯曰：治之以鸡矢醴，一剂知，二剂已。

帝曰：其时有复发者，何也？

岐伯曰：此饮食不节，故时有病也。虽然其病且已，时故当病，气聚于腹也。

[白话解] 黄帝问道：有一种疾病会出现心腹胀满的症状，早晨病情较轻可以吃东西，晚上病情严重就不能吃东西了，这是什么病呢？

岐伯回答：这叫鼓胀病。

黄帝问道：如何治疗呢？

岐伯回答：可用鸡矢醴来治疗，服一剂就能见效，两剂疾病就能痊愈。

黄帝问道：这种病有时还会复发，这是为什

么呢？

岐伯回答：这是因为饮食不当，所以导致疾病复发。在疾病快要痊愈时，又复伤于饮食，使邪气复聚于腹中，因此鼓胀就会再发。

[原文] 帝曰：有病胸胁支满者，妨于食，病至则先闻腥臊臭，出清液，先唾血，四支清，目眩，时时前后血，病名为何，何以得之？

岐伯曰：病名血枯，此得之年少时，有所大脱血。若醉入房，中气竭肝伤，故月事衰少不来也。

帝曰：治之奈何？复以何术？

岐伯曰：以四乌鲗骨，一蘆茹，二物并合之，丸以雀卵，大小如豆，以五丸为后饭，饮以鲍鱼汁，利肠中，及伤肝也。

[白话解] 黄帝问道：有一种疾病会出现胸胁胀满的症状，妨碍饮食，发病时，病人会先闻到腥臊的气味，鼻流清涕，吐血，四肢清冷，头目眩晕，并时常出现大小便出血的现象，这种病叫什么名字？是什么原因引起的呢？

岐伯回答：这种病叫血枯，是由于少年时期患过大出血病，使内脏有所损伤，或者是在醉后肆行房事，使肾气枯竭，以及肝血损伤，所以月经闭止不来。

黄帝问道：怎样治疗呢？要用什么方法使其恢复？

岐伯回答：可以用四份乌贼骨，一份茜草，将两药混合，再加上麻雀卵，制成如小豆大的丸药，每次服五丸，饭前服药，用鲍鱼汤送服。这个方法可以通利肠道，补益损伤的肝脏。

[原文] 帝曰：病有少腹盛，上下左右皆有根，此为何病？可治不？

岐伯曰：病名曰伏梁。

帝曰：伏梁何因而得之？

岐伯曰：裹大脓血，居肠胃之外，不可治，治之每切按之致死。

帝曰：何以然？

岐伯曰：此下则因阴，必下脓血，上则迫胃脘，生膈，挟胃脘内痈，此久病也，难治。居脐上为逆，居脐下为从，勿动亟夺，论在《刺法》中。

帝曰：人有身体髀股䯒皆肿，环脐而痛，是为何病？

岐伯曰：病名伏梁，此风根也。其气溢于大肠而著于肓，肓之原在脐下，故环脐而痛也。不可动之，动之为水溺涩之病。

[白话解] 黄帝问道：有一种疾病，出现少腹坚硬盛满，病灶较深，且与上下左右的组织相连，这是什么病呢？可以治疗吗？

岐伯答道：这个病叫伏梁。

黄帝又问：伏梁是什么原因引起的呢？

岐伯回答：小腹部藏着大量脓血，部位在肠胃之外，是不可能治愈的。在诊治时，不能重按，重按会使脓包穿孔，而导致死亡。

黄帝又问：为什么会出现这样的情况呢？

岐伯回答：因为病位在小腹及二阴，可以从大小便排出脓血；如果病位在胃脘部，可能使横膈与胃脘之间发生脓包肿块，并且脓包根深蒂固，成为病程迁延，较难治愈的疾病。一般地说，这种病发生在脐上的部位为逆症，发生在脐下的部位为顺症。

要避免重按患处，也不可用药过猛，以免穿孔。关于本病的治法，在《刺法》中有所论述。

黄帝接着问：有的病人大腿和小腿的部位都发生肿痛，且环绕脐部疼痛，这是什么病呢？

岐伯说：这种疾病叫伏梁，这是由于感受风寒所致。风寒之气充溢于大肠，留着在肠外脂肪系膜上，系膜的根源在脐下，所以绕脐而痛。这种病不可用攻下的方法治疗，如果误用攻下的药物，就会发生小便涩滞不利的病变。

[原文] 帝曰：夫子数言热中消中，不可服高梁芳草石药，石药发瘨，芳草发狂。夫热中消中者，皆富贵人也，今禁高梁，是不合其心，禁芳草石药，是病不愈，愿闻其说。

岐伯曰：夫芳草之气美，石药之气悍，二者其气急疾坚劲，故非缓心和人，不可以服此二者。

帝曰：不可以服此二者，何以然？

岐伯曰：夫热气慓悍，药气亦然，二者相遇，恐内伤脾，脾者土也而恶木，服此药者，至甲乙日更论。

[白话解] 黄帝说：您屡次提到热中、消中这两种病，不能吃肥甘厚味，也不能吃芳香药草和金石类药物，因为金石药物能使人发生癫疾，芳草药物能使人发生狂病。患热中、消中病的人，大多是富贵之人，现在如果不让他们吃肥甘厚味，则不符合他们的心理，而不使用芳草石药，又治不好他们的病，这种情况如何处理呢？希望能听一听您的意见。

岐伯说：芳香草药性质多走窜，金石类药物性质多猛烈，这两类药物的性能都是刚劲的，如果不是阴阳平和、性情和缓的人，不可以服用这两类药物。

黄帝问道：为什么不可以服用这两类药物呢？

岐伯回答：因为这种人平素嗜食肥甘厚味，体内生热，内热之气本身是慓悍的，药物的性能也是这样，两者遇在一起，损伤人体的脾气，脾脏在五行中属土，受木的克制，所以在甲乙日服用药物，会使病情更加严重。

[原文] 帝曰：善。有病膺肿颈痛胸满腹胀，

此为何病？何以得之？

岐伯曰：名厥逆。

帝曰：治之奈何？

岐伯曰：灸之则喑，石之则狂，须其气并，乃可治也。

帝曰：何以然？

岐伯曰：阳气重上，有余于上，灸之则阳气入阴，入则喑，石之则阳气虚，虚则狂，须其气并而治之，可使全也。

[白话解] 黄帝说：讲得好。那有些人胸肿、颈痛、胸腹胀满，这是什么病呢？怎么得的呢？

岐伯回答：这种病叫作厥逆。

黄帝问道：要怎样治疗呢？

岐伯回答：这种病如果用灸法治疗，病人可能会失音；如果用针刺治疗，病人可能会发狂；必须等到阴阳之气上下相互交合的时候，才能进行治疗。

黄帝问道：为什么呢？

岐伯回答：上部本属阳，而病人阳气上逆，与阳合并，则上部阳气过盛，若再用灸法治疗，是火上浇油，使阳气亢盛，损伤阴气，阴气不能上承，所以发生失音；若用砭石针刺治疗，阳气随针刺外泄，所以会发生神志失常的狂乱症状；所以等到阴阳二气相互交合以后，再进行治疗，疾病才可以痊愈。

[原文] 帝曰：善。何以知怀子之且生也？

岐伯曰：身有病而无邪脉也。

帝曰：病热而有所痛者何也？

岐伯曰：病热者，阳脉也，以三阳之动也，人迎一盛少阳，二盛太阳，三盛阳明，入阴也。夫阳入于阴，故病在头与腹，乃膜胀而头痛也。

帝曰：善。

[白话解] 黄帝说：好。那怎样可以知道妇女是怀孕并将正常分娩呢？

岐伯说：孕妇的身体会出现某些不适，但不会出现有病的脉象，就可以诊断为妊娠。

黄帝问道：有的病人发热而兼有疼痛的是什么原因呢？

岐伯回答：阳脉是主热证的，外感发热是三阳受邪，故三阳脉搏动较甚。如果人迎脉比寸口大一倍，说明病在少阳；比寸口大两倍，说明病在太阳；比寸口大三倍，说明病在阳明。三阳既毕，则传入于三阴。病在阳经，则发热头痛，病在阴经，则腹部胀满，所以病人有腹胀和头痛的症状。

黄帝说：讲得好。

刺腰痛篇第四十一

[原文] 足太阳脉令人腰痛，引项脊尻背如重状，刺其郄中，太阳正经出血，春无见血。少阳令人腰痛，如以针刺其皮中，循循然不可以俯仰，不可以顾，刺少阳成骨之端出血，成骨在膝外廉之骨独起者，夏无出血。阳明令人腰痛，不可以顾，顾如有见者，善悲，刺阳明于胻前三痏，上下和之出血，秋无见血。足少阴令人腰痛，痛引脊内廉，刺少阴于内踝上二痏，春无见血，出血太多，不可复也。厥阴之脉令人腰痛，腰中如张弓弩弦，刺厥阴之脉，在腨踵鱼腹之外，循之累累然，乃刺之，其病令人善言，默默然不慧，刺之三痏。

[白话解] 足太阳经脉发病使人腰痛，疼痛时会牵引颈项、脊背和臀部，好像担负着沉重的东西一样；治疗时应针刺足太阳经的委中穴，使之出血。如果在春季就不要刺出血。足少阳经脉发病使人腰痛，疼痛如针刺皮肤一样，并且疼痛逐渐加重以致

345

不能俯仰，不能左右转动；治疗时应针刺足少阳经
的阳陵泉穴，使之出血；阳陵泉穴在膝外侧骨突出
处旁。如果在夏季就不要刺出血。阳明经脉发病而
使人腰痛，病人颈项不能转动，如果勉强转动，就
会出现幻视，并且容易悲伤，治疗时应针刺足阳明
经的足三里穴三次，要刺出血，并配合上、下巨虚
穴针刺出血。如果在秋季就不要刺出血。足少阴脉
发病使人腰痛，病人疼痛时牵连脊柱，治疗时应针
刺足少阴经的复溜穴两次。如果在春季就不要刺出
血。如果出血太多，就会使肾气损伤，并且不易恢
复。厥阴经脉发病使人腰痛，病人腰部拘急，就像
张开的弓弦一样，治疗时应针刺足厥阴经，其部位
在腿肚和足根之间外侧的蠡沟穴，用手触摸不平整，
就用针刺之。如果病人多言多语或沉默抑郁，可以
针刺三次。

[原文] 解脉令人腰痛，痛引肩，目䀮䀮然，时
遗溲。刺解脉，在膝筋肉分间郄外廉之横脉出血，
血变而止。解脉令人腰痛如引带，常如折腰状，善
恐。刺解脉，在郄中结络如黍米，刺之血射以黑，

见赤血而已。

[白话解] 解脉病使人腰痛，疼痛时会牵引肩部，眼睛视物不清，时常遗尿，治疗时应取解脉在膝后大筋分肉之间，委中穴外侧横脉，使之出血，要等到刺出的血色由紫变红才停止。解脉发病使人腰痛，疼痛时好像带子牵引一样，腰部像被折断一样，并且时常有恐惧的感觉，治疗时应针刺解脉在膝弯处的委中穴，病人委中穴常有络脉结滞成小米一样的块状物，针刺时会有黑色血液射出，等到血色变红时即可停止。

[原文] 同阴之脉，令人腰痛，痛如小锤居其中，怫然肿，刺同阴之脉，在外踝上绝骨之端，为三痏。

阳维之脉令人腰痛，痛上怫然肿，刺阳维之脉，脉与太阳合腨下间，去地一尺所。

[白话解] 同阴脉发病引起的腰痛，疼痛时好像有小锤居于其中，而且病处突然肿胀，治疗时应针刺同阴脉在外踝上绝骨处的阳辅穴，要针刺三次。

阳维脉发病引起的腰痛，疼痛处会突然肿胀，治疗时应针刺阳维脉的承山穴，因为阳维脉与足太阳经交汇在小腿肚下端的中间，即离地面一尺左右的承山穴。

[原文] 衡络之脉，令人腰痛，不可以俯仰，仰则恐仆，得之举重伤腰，衡络绝，恶血归之。刺之在郄阳、筋之间，上郄数寸，衡居为二痏出血。

会阴之脉，令人腰痛，痛上漯漯然汗出。汗干令人欲饮，饮已欲走。刺直阳之脉上三痏，在跷上郄下五寸横居，视其盛者出血。

[白话解] 衡络脉发病引起的腰痛，疼痛时病人不能前俯和后仰，后仰时可能会跌倒。这种病主要因为用力举重而损伤腰部，使横络瘀血阻滞不通。治疗时应针刺郄阳与筋肉之间、委阳穴上行数寸的殷门穴，要针刺二次，使之出血。

会阴脉发病引起的腰痛，疼处漯漯然汗出，汗止后病人欲饮水，喝水后表现出坐卧不安的状态。治疗时应针刺会阴脉上的穴位三次，部位在申脉穴上和委中穴下五寸的地方，针刺血络盛满的地方，使之出血。

[原文] 飞阳之脉令人腰痛，痛上怫怫然，甚则悲以恐，刺飞阳之脉，在内踝上五寸，少阴之前，与阴维之会。

昌阳之脉令人腰痛，痛引膺，目䀮䀮然，甚则反折，舌卷不能言。刺内筋为二痏。在内踝上大筋前太阴后，上踝二寸所。

[白话解] 飞阳脉病变引起的腰痛，疼痛处经脉突然肿胀，疼痛剧烈时病人会感到悲伤和恐惧。治疗时针刺飞阳脉，在内踝上二寸，足少阴脉与阴维脉相交的地方。

昌阳脉发病引起的腰痛，疼痛时牵引胸部，眼睛视物昏花，严重时腰背向后反折，舌卷短缩，不能说话。治疗时应针刺复溜穴二次，位置在大筋的前面，足太阴经的后面，内踝上二寸的地方。

[原文] 散脉令人腰痛而热，热甚生烦，腰下如有横木居其中，甚则遗溲。刺散脉，在膝前骨肉分间，络外廉，束脉为三痏。

肉里之脉令人腰痛，不可以咳，咳则筋缩急。刺肉里之脉为二痏，在太阳之外，少阳绝骨之后。

[白话解] 散脉发病引起的腰痛，疼痛时伴有发热，发热较甚时病人会出现烦躁不安的症状，病人感觉腰下好像有一块横木梗塞在里面，甚至出现遗尿的症状。治疗时应针刺散脉，位置在膝前外侧骨和肌肉之间，足太阴经上的地机穴，要针刺三次。

肉里脉发病引起的腰痛，疼痛时不敢咳嗽，如果咳嗽则会使经脉拘急挛缩。治疗时应针刺肉里脉两次，位置在太阳经的外前方，少阳经的阳辅穴。

[原文] 腰痛挟脊而痛，至头几几然，目𥄕𥄕欲僵仆，刺足太阳郄中出血。腰痛上寒，刺足太阳阳明；上热，刺足厥阴；不可以俯仰，刺足少阳；中热而喘，刺足少阴，刺郄中出血。腰痛，上寒不可顾，刺足阳明；上热，刺足太阴；中热而喘，刺足少阴。大便难，刺足少阴；少腹满，刺足厥阴。如折不可以俯仰，不可举，刺足太阳；引脊内廉，刺足少阴。腰痛引少腹控䏚，不可以仰，刺腰尻交者，两髁胂上，以月生死为痏数，发针立已，左取右，右取左。

[白话解] 腰痛时牵引脊背痛，上连至头部，使颈部僵硬不舒，眼睛昏花，走路不稳。治疗时应

针刺足太阳经的委中穴，使之出血。腰痛时有寒冷感觉的，治疗时应针刺足太阳经和足阳明经；腰痛时上部有发热感觉的，治疗时应针刺足厥阴经；腰痛不能俯仰的，治疗时应针刺足少阳经；如果腰痛伴有内热而喘促的，治疗时应针刺足少阴经，并刺委中穴，使之出血。腰痛时伴有上部寒冷症状，头项部僵硬不舒，且不能左右回顾的，治疗时应针刺足阳明经；腰痛伴有上部燥热症状的，治疗时应针刺足太阴经；腰痛伴有内热气喘的，治疗时应针刺足少阴经；腰痛兼有大便困难的，治疗时应针刺足少阴经；腰痛伴有小腹胀满的，治疗时应针刺足厥阴经；腰痛剧烈，犹如折断一样不可前后俯仰，四肢不能举动的，治疗时应针刺足太阳经；腰痛牵引脊柱内侧的，治疗时应针刺足少阴经；腰痛时牵引小腹和下胁，且不能后仰的，治疗时应针刺骶骨部位的下髎穴，其部位在尾骨两侧臀大肌起始处。针刺时要根据月亮的盈亏计算针刺的次数。按照这样的方法治疗，很快就会见效。取穴时左侧病痛刺右侧穴位，右侧病痛刺左侧穴位。

风论篇第四十二

[原文] 黄帝问曰：风之伤人也，或为寒热，或为热中，或为寒中，或为疠风，或为偏枯，或为风也，其病各异，其名不同。或内至五脏六腑，不知其解，愿闻其说。

岐伯对曰：风气藏在皮肤之间，内不得通，外不得泄。风者，善行而数变，腠理开则洒然寒，闭则热而闷。其寒也则衰食饮，其热也则消肌肉。故使人怢栗而不能食，名曰寒热。

[白话解] 黄帝问道：风邪侵犯人体，会引起寒热、热中、寒中、疠风、偏枯或风病。由于病变表现不同，所以病名也不同，有时风邪甚至侵入到五脏六腑，我不知如何理解其中的道理，希望能听听您的解释。

岐伯回答：风邪侵犯人体常常停留于皮肤，使腠理开阖失常，风邪既不能向体内通行，也无法向体外发散。然而风邪来去迅速，变化多端，如果汗孔张开，则阳气外泄，使人感到寒冷；如果汗孔闭塞，则阳气内郁，使人感到烦闷；寒冷则会引起饮食减少，发热则会使肌肉消瘦，所以造成人体阵寒而不能饮食的症状，叫作寒热。

[原文] 风气与阳明入胃，循脉而上至目内眦，其人肥则风气不得外泄，则为热中而目黄；人瘦则外泄而寒，则为寒中而泣出。风气与太阳俱入，行诸脉俞，散于分肉之间，与卫气相干，其道不利。故使肌肉愤䐜而有疡，卫气有所凝而不行，故其肉有不仁也。疠者，有荣气热胕，其气不清，故使其鼻柱坏而色败，皮肤疡溃。风寒客于脉而不去，名曰疠风，或名曰寒热。

[白话解] 风邪从阳明经入胃，再循经脉上行到目内眦。如果病人身体肥胖，汗孔致密，则风邪不能向外发散，稽留体内，日久就会转化成热，形成热中病。这种病可以出现目珠发黄的症状。如果病人身体瘦弱，汗孔疏松，则阳气外泄而感到寒冷，形成寒中病。这种病可以出现经常流泪的症状。风邪由太阳经侵入人体，遍行太阳经脉及腧穴，散布

在肌肉之间，与卫气相结合，使经脉运行的道路阻滞不通，所以肌肉肿胀高起，出现疮疡；如果卫气凝涩而不能运行，则出现肌肤麻木不知痛痒的症状。疠风病是营气因热而腐坏，血气污浊不清所致，所以使鼻柱蚀坏而气色衰败，皮肤生疡溃烂。因为病是由于风寒之邪侵入血脉之中稽留不去而形成的，所以叫作疠风，又叫作寒热病。

〔原文〕以春甲乙伤于风者为肝风，以夏丙丁伤于风者为心风，以季夏戊己伤于邪者为脾风，以秋庚辛中于邪者为肺风，以冬壬癸中于邪者为肾风。

〔白话解〕春季和甲乙日在五行中属木，此时感受风邪，则形成肝风；夏季和丙丁日属火，此时感受风邪，则形成心风；长夏和戊己日属土，此时感受风邪，则形成脾风；秋季和庚辛日属金，此时感受风邪，则形成肺风；冬季和壬癸日属水，此时感受风邪，则形成肾风。

〔原文〕风中五脏六腑之俞，亦为脏腑之风，各入其门户所中，则为偏风。风气循风府而上，则为脑风，风入系头，则为目风，眼寒。饮酒中风，

则为漏风。入房汗出中风，则为内风。新沐中风，
则为首风。久风入中，则为肠风飧泄。外在腠理，
则为泄风。故风者百病之长也，至其变化乃为他病
也，无常方，然致有风气也。

[白话解] 风邪侵入五脏六腑的俞穴，沿经内
传于五脏六腑，就会引起五脏六腑的风病。如果风
邪从身体一侧的脏腑俞穴侵入，就会造成一侧身体
无法正常活动，而成为偏风。如果风邪由风府穴上
行入脑，就成为脑风；如果风邪侵入头部累及视觉
系统，出现眼睛疼和怕冷的症状，就形成目风；如
果饮酒之后感受风邪，就形成漏风；如果行房时汗
出而感受风邪，就形成内风；刚洗过头，汗孔尚未
闭合，此时感受风邪，则成为头风；风邪久留体内
不去，进入肠中则形成肠风、飧泄；风邪停留于腠
理之间，则成为泄风。所以，风邪是引起多种疾病
的首要因素。至于风邪侵入人体后产生变化，造成
不同的疾病，没有一定规律，但其病因都在于风邪
入侵。

[原文] 帝曰：五脏风之形状不同者何？愿闻

其诊及其病能。

岐伯曰：肺风之状，多汗恶风，色䏺然白，时咳短气，昼日则瘥，暮则甚，诊在眉上，其色白。心风之状，多汗恶风，焦绝善怒吓，赤色，病甚则言不可快，诊在口，其色赤。肝风之状，多汗恶风，善悲，色微苍，嗌干善怒，时憎女子，诊在目下，其色青。脾风之状，多汗恶风，身体怠堕，四肢不欲动，色薄微黄，不嗜食，诊在鼻上，其色黄。肾风之状，多汗恶风，面瘫然浮肿，脊痛不能正立，其色炲，隐曲不利，诊在肌上，其色黑。

胃风之状，颈多汗恶风，食饮不下，膈塞不通，腹善胀，失衣则膜胀，食寒则泄，诊形瘦而腹大。首风之状，头面多汗恶风、当先风一日则病甚，头痛不可以出内，至其风日则病少愈。漏风之状，或多汗，常不可单衣，食则汗出，甚则身汗，喘息恶风，衣常濡，口干善渴，不能劳事。泄风之状，多汗，汗出泄衣上，口中干，上渍，其风不能劳事，身体尽痛则寒。

帝曰：善。

风论篇第四十二

[**白话解**] 黄帝问道：五脏风的临床表现有何不同？希望您将诊断要点和病态表现告诉我。

岐伯回答：肺风的症状有多汗恶风，面色淡白，时有咳嗽气短，白天症状减轻，傍晚症状加重，诊察时要注意两眉之间，往往会出现白色。心风的症状有多汗恶风，唇舌焦躁，常见容易发怒，面色发红，严重者则出现语言障碍，诊察时要注意口唇部，可见口唇发红。肝风的症状有汗出多，怕风吹，容易产生悲伤情绪，面色青灰色，容易发怒，咽喉干燥，严重出现时厌恶女子的现象，诊察时要注意眼睛下方，可出现眼圈发青。脾风的症状有多汗恶风，身体疲倦，四肢懒于活动，面色淡黄，食欲不振，诊察时要注意鼻尖部，可见鼻部发黄。肾风的症状有多汗恶风，面部浮肿，腰脊疼痛不能直立，面色发黑犹如被煤烟熏过一样，大小便不通畅，诊察时要注意两颧部，可出现黑色。

胃风的症状有项部多汗恶风，饮食不下，胸膈阻塞不通，腹部胀满，如果衣服穿少了，腹部胀满更甚，进食寒凉的食物，则大便泄泻，诊察时可见病人形体瘦削而腹部胀大。头风的症状有：头痛，面部多汗，恶风，常在起风的前一日头痛剧烈，不敢离开室内，等到起风后，则头痛减轻。漏风的症状有汗出较多，不能穿单薄的衣服，进食即汗出，严重则自汗出，喘息恶风，衣服常被汗浸湿，口干易渴，体力差，不耐劳动。泄风的症状有多汗，汗出浸湿衣服，口干，上半身汗出如被水浸泡过一样，不耐劳动，身体疼痛且发冷。

　　黄帝说：讲得好！

痹论篇第四十三

[原文] 黄帝问曰：痹之安生？

岐伯对曰：风寒湿三气杂至，合而为痹也。其风气胜者为行痹，寒气胜者为痛痹，湿气胜者为著痹也。

帝曰：其有五者何也？

岐伯曰：以冬遇此者为骨痹，以春遇此者为筋痹；以夏遇此者为脉痹；以至阴遇此者为肌痹；以秋遇此者为皮痹。

[白话解] 黄帝问道：痹病是如何形成的？

岐伯回答：风、寒、湿三种邪气杂合在一起侵犯人体而形成痹病。其中风邪偏胜的叫行痹，寒邪偏胜的叫痛痹，湿邪偏胜的叫着痹。

黄帝问道：痹病为什么可以分为五种？

岐伯回答：五行中，冬天与肾相应，肾主骨，所以在冬天得的痹病称为骨痹；春天与肝相应，肝主筋，所以在春天得的痹病称为筋痹；夏天与心相

应，心主脉，所以在夏天得的痹病称为脉痹；长夏
与脾相应，脾主肉，所以在长夏得的痹病称为肌痹；
秋天与肺相应，肺主皮毛，所以在秋天得的痹病称
为皮痹。

[原文] 帝曰：内舍五脏六腑，何气使然？

岐伯曰：五脏皆有合，病久而不去者，内舍于
其合也。故骨痹不已，复感于邪，内舍于肾；筋痹
不已，复感于邪，内舍于肝；脉痹不已，复感于邪，
内舍于心；肌痹不已，复感于邪，内舍于脾；皮痹
不已，复感于邪，内舍于肺；所谓痹者，各以其时
重感于风寒湿之气也。

[白话解] 黄帝问道：痹病的病邪侵犯人体五
脏六腑，这是什么道理呢？

岐伯回答：人体的五脏与五体是表里相合的，
如果病邪久留体表而不去，就会侵犯与其相合的内
脏。所以，骨痹不愈，再次感受邪气，就会侵犯到
肾；筋痹不愈，再次感受邪气，就会侵犯到肝；脉
痹不愈，再次感受邪气，就会侵犯到心；肌痹不愈，
再次感受邪气，就会侵犯到脾；皮痹不愈，再次感

受邪气，就会侵犯到肺。所以这些痹病都是各脏在所主季节里重复感受了风、寒、湿气所造成的。

[原文] 凡痹之客五脏者，肺痹者，烦满喘而呕。心痹者，脉不通，烦则心下鼓，暴上气而喘，嗌干善噫，厥气上则恐。肝痹者，夜卧则惊，多饮数小便，上为引如怀。肾痹者，善胀，尻以代踵，脊以代头。脾痹者，四肢解堕，发咳呕汁，上为大塞。肠痹者，数饮而出不得，中气喘争，时发飧泄。胞痹者，少腹膀胱按之内痛，若沃以汤，涩于小便，上为清涕。

[白话解] 痹病侵入到五脏，症状各有不同。肺痹的症状是胸闷、胀满、气喘、呕吐；心痹的症状是血脉不通畅、烦躁、心悸、心跳像在敲鼓一样，突然气喘、咽干、易嗳气，当出现上逆时，则会引起病人恐惧；肝痹的症状是夜晚睡眠时多惊醒、口渴多饮、小便频数、腹部胀满如怀孕一样；肾痹的症状是腹部胀满、骨骼失养、行步时臀部着地，身体蜷缩、脊柱弯曲、高耸过头；脾痹的症状是四肢倦怠无力、咳嗽、呕吐清水、胸部胀满、闭塞不通；

肠痹的症状是频频饮水而小便困难、腹中肠鸣，有时泻下完谷不化的食物；膀胱痹的症状是少腹部按之疼痛，像是灌了热水一样，小便涩痛，有灼热感，并流清涕。

[原文] 阴气者，静则神藏，躁则消亡。饮食自倍，肠胃乃伤。淫气喘息，痹聚在肺；淫气忧思，痹聚在心；淫气遗溺，痹聚在肾；淫气乏竭，痹聚在肝；淫气肌绝，痹聚在脾。诸痹不已，亦益内也。其风气胜者，其人易已也。

[白话解] 五脏之气，安静则精神内守，躁动则易于耗散。如果饮食过量，肠胃就受到损伤。邪气致病引起呼吸喘促，是痹病发生在肺；如果邪气致病引起忧伤思虑，是痹病发生在心；邪气致病引起遗尿，是痹病发生在肾；邪气致病引起疲乏衰竭，是痹病发生在肝；邪气致病引起肌肉瘦削，是痹病发生在脾。各种痹病日久不愈，病变就会进一步向内深入。其中以风邪为主的痹病比较容易痊愈。

[原文] 帝曰：痹，其时有死者，或疼久者，或易已者，其故何也？

岐伯曰：其入脏者死，其留连筋骨间者疼久，其留皮肤间者易已。

帝曰：其客于六腑者何也？

岐伯曰：此亦其食饮居处，为其病本也。六腑亦各有俞，风寒湿气中其俞，而食饮应之，循俞而入，各舍其腑也。

帝曰：以针治之奈何？

岐伯曰：五脏有俞，六腑有合，循脉之分，各有所发，各随其过，则病瘳也。

[白话解] 黄帝问道：得了痹病的病人，有的会死亡，有的疼痛经久不愈，有的很快就会痊愈，这是什么原因呢？

岐伯回答：病邪侵犯到人体的五脏则会死亡，痹病停留于筋骨之间则疼久难愈，痹病停留在皮肤之间则容易治愈。

黄帝问道：痹病的邪气侵犯六腑，是什么原因呢？

岐伯回答：以饮食不节、起居失度为根本原因，造成六腑发生痹病。六腑在背部各有俞穴，风、寒、湿邪侵犯六腑的俞穴，又有饮食所伤，于是病邪就会循着俞穴侵入相应的脏腑。

黄帝问道：怎样用针刺治疗呢？

岐伯回答：五脏有俞穴可取，六腑有合穴可取，循着经脉分布以及病邪所在的部位，取相应的俞穴或合穴进行针刺，痹病就可以痊愈了。

[原文] 帝曰：荣卫之气亦令人痹乎？

岐伯曰：荣者，水谷之精气也，和调于五脏，洒陈于六腑，乃能入于脉也。故循脉上下，贯五脏，络六腑也。卫者，水谷之悍气也，其气慓疾滑利，不能入于脉也。故循皮肤之中，分肉之间，熏于肓膜，散于胸腹。逆其气则病，从其气则愈，不与风寒湿气合，故不为痹。

[白话解] 黄帝问道：营卫之气也会使人发生痹病吗？

岐伯回答：营气是水谷所化生的精气，它平和协调地散布在于五脏六腑之中，然后汇入经脉，再沿着经脉上下运行，起到贯通五脏、联络六腑的作用。卫气是水谷所化生的剽悍滑利的部分，它流动迅疾而滑利，不能进入经脉中，所以循行于皮肤肌肉之间，并熏蒸体内的筋膜，散布到胸腹部。如果营卫之气的循行逆乱，就会发生疾病，只要营气与卫气运行正常，疾病就会痊愈。由于营卫之气循生不止，不能于风、寒、湿邪相合，所以不会引起痹病。

[原文] 帝曰：善。痹或痛、或不仁、或寒、或热、或燥、或湿，其故何也？

岐伯曰：痛者，寒气多也，有寒故痛也。其不痛不仁者，病久入深，荣卫之行涩，经络时疏，故不通，皮肤不营，故为不仁。其寒者，阳气少，阴气多，与病相益，故寒也。其热者，阳气多，阴气少，病气胜，阳遭阴，故为痹热。其多汗而濡者，此其逢湿甚也。阳气少，阴气盛，两气相感，故汗出而濡也。

[白话解] 黄帝说：讲得好！痹病病人，有的疼痛，有的不痛，有的肌肤麻木不仁，有的表现为寒，有的表现为热，有的皮肤干燥，有的皮肤湿润，这是什么原因呢？

岐伯回答：病人出现疼痛，是感受寒邪偏多造成的。寒邪使气血运行缓慢，经脉阻滞不通，所以疼痛。不痛而麻木不仁的，是因为患病日久，病邪侵入较深，营卫之气运行涩滞，致使经络中气血空虚，所以不痛；肌肉皮肤得不到营养，所以麻木不仁。痹病感到寒冷，是由于机体阳气不足，阴气偏盛，阴气助长寒邪，所以出现寒冷。痹病表现为热象，是由于机体阳气偏盛，阴气不足，病邪侵入人体，转化为热，所以病人发热。痹病多汗而皮肤湿润，是由于感受湿邪太重，机体阳气不足，阴气偏盛，湿邪与偏盛的阴气相结合，所以病人汗出较多而皮肤湿润。

[原文] 帝曰：夫痹之为病，不痛何也？

岐伯曰：痹在于骨则重，在于脉则血凝而不流，在于筋则屈不伸；在于肉则不仁，在于皮则寒，故具此五者，则不痛也。凡痹之类，逢寒则虫，逢热则纵。

帝曰：善。

[白话解] 黄帝问道：患有痹病，却不感到疼

痛，这是什么原因呢?

岐伯回答：痹病发生在骨则身体沉重；痹病发生在脉则血凝涩不畅；痹病发生在筋则痉挛拘急；痹病发生在肌肉则感觉麻木不仁；痹病发生在皮肤则身体感到寒冷。如果有这五种情况，就不会感到疼痛。凡是痹病一类疾患，遇到寒气则会筋脉拘急，遇到热气则会筋脉弛缓。

黄帝说：讲得好!

痿论篇第四十四

[原文] 黄帝问曰：五脏使人痿何也？

岐伯对曰：肺主身之皮毛，心主身之血脉，肝主身之筋膜，脾主身之肌肉，肾主身之骨髓。故肺热叶焦，则皮毛虚弱，急薄，著则生痿躄也。心气热，则下脉厥而上，上则下脉虚，虚则生脉痿，枢折挈，胫纵而不任地也。肝气热，则胆泄口苦筋膜干，筋膜干则筋急而挛，发为筋痿。脾气热，则胃干而渴，肌肉不仁，发为肉痿。肾气热，则腰脊不举，骨枯而髓减，发为骨痿。

[白话解] 黄帝问道：五脏都能使人发生痿病，是什么道理呢？

岐伯回答：肺主全身皮毛；心主全身血脉；肝主全身筋膜；脾主全身肌肉；肾主全身骨髓。所以肺脏感受热邪，灼伤津液，使津液损伤，肺叶枯焦，皮毛也变得虚弱、干枯不润，热邪久留不去，形成痿躄；心脏有热，会使脉中的血上逆，聚集在上部，造成下部的血脉空虚，血脉空虚就会形成脉痿，关节不能提举，足和小腿肌肉瘫痪无力，不能行走；肝脏有热，会使胆汁外溢而出现口苦，津液损伤，筋膜失养而干枯，出现筋脉挛缩拘急，形成筋痿；脾脏有热，则灼耗胃中津液而出现口渴，肌肉麻木不仁，形成肉痿；肾脏有热，肾精耗伤，骨髓减少，腰脊不能举动，形成骨痿。

[原文] 帝曰：何以得之？

岐伯曰：肺者，脏之长也，为心之盖也，有所失亡，所求不得，则发肺鸣，鸣则肺热叶焦。故曰：五脏因肺热叶焦，发为痿躄，此之谓也。悲哀太甚，则胞络绝，胞络绝，则阳气内动，发则心下崩，数溲血也。故《本病》曰：大经空虚，发为肌痹，传为脉痿。思想无穷，所愿不得，意淫于外，入房太甚，宗筋弛纵，发为筋痿，及为白淫。故《下经》曰：筋痿者，生于肝使内也。有渐于湿，以水为事，若有所留，居处相湿，肌肉濡渍，痹而不仁，发为肉痿。故《下经》曰：肉痿者，得之湿地也。有所远行劳倦，逢大热而渴，渴则阳气内伐，内伐则热舍于肾，肾者水脏也；今水不胜火，则骨枯而髓虚。
故足不任身，发为骨痿。故《下经》曰：骨痿者，
生于大热也。

[白话解] 黄帝问道：痿证是怎样形成的呢？

岐伯回答：肺脏在五脏之中位置最高，又覆盖
在心脏之上，是各脏之长，如果精神受到刺激，或
个人欲望不能得到满足，则使肺气郁而不畅，发生
肺气喘鸣，肺气郁而化热，使肺叶枯焦，津液因此
不能被输送到全身，所以说五脏都是因肺叶枯焦得
不到营养，产生痿躄，说的就是这个道理。如果悲
哀过度，就会损伤心包络，进而损伤心脏，心包络
隔绝不通则导致体内阳气妄动，逼迫血液从下部溢
出脉外，于是出现小便出血。所以《本病》中说：
大经脉空虚，发生脉痹，进一步传变为脉痿。如果
不停地胡思乱想，而过分的欲望又不能实现，思想
情绪不能安定，房事不加节制，这些都可致使筋脉
弛缓，形成筋痿，甚至出现精液自行流出的白淫病。
所以《下经》中说：筋痿之病发生于肝，是由于房
事太过内伤精气所致。如果长期感受湿邪，使水湿

停留体内，或使肌肉受到湿邪浸润，就会出现麻木不仁的症状，最终形成肉痿。所以《下经》中说：肉痿是久居湿地引起的。如果长途跋涉，劳累太甚，又遇上炎热天气，热邪侵入人体，耗伤阴气，出现口渴，进而邪热侵入肾脏，肾为水脏，如果肾水不能制约热邪，灼耗阴精，出现骨枯髓空，两足不能支持身体，就会形成骨痿。所以《下经》中说：骨痿是由于大热所致。

[原文] 帝曰：何以别之？

岐伯曰：肺热者色白而毛败；心热者色赤而络脉溢；肝热者色苍而爪枯；脾热者色黄而肉蠕动；肾热者色黑而齿槁。

[白话解] 黄帝问道：怎样才可以鉴别这五种痿证？

岐伯回答：肺脏有热会出现面色发白而毛发衰败；心脏有热会出现面色发红而浅表血络充盈；肝脏有热会出现面色发青而爪甲枯槁；脾脏有热会出现面色发黄而肌肉蠕动；肾脏有热会出现面色发黑而牙齿枯槁。

[原文] 帝曰：如夫子言可矣。论言治痿者，独取阳明何也？

岐伯曰：阳明者五脏六腑之海，主润宗筋，宗筋主束骨而利机关也。冲脉者，经脉之海也，主渗灌溪谷，与阳明合于宗筋，阴阳揔宗筋之会，会于气街，而阳明为之长，皆属于带脉，而络于督脉。故阳明虚，则宗筋纵，带脉不引，故足痿不用也。

帝曰：治之奈何？

岐伯曰：各补其荥而通其俞，调其虚实，和其逆顺，筋脉骨肉，各以其时受月，则病已矣。

帝曰：善。

[白话解] 黄帝说：按照您所说，痿病都是由于肺热叶焦而产生的。但在古代医书中说，治痿应独取阳明，这是什么道理呢？

岐伯回答：阳明经是胃的经脉，是五脏六腑营养的源泉，能濡养宗筋，宗筋又可以主管约束骨骼，使关节运动灵活。冲脉是人体十二经气血汇聚的地方，能输送气血渗灌滋养肌肉关节，与阳明经会合于宗筋，阴经与阳经都汇于宗筋，再会合于阳明经的气街处。所以阳明经是这些经脉的统领，又都连属于带脉，而联络于督脉。所以阳明经气血不足，则使宗筋失养而松弛，同时带脉也不能约束收引经脉，而出现两足肌肉痿弱无力，不能运动。

黄帝问道：怎样治疗呢？

岐伯回答：用针刺方法，调补发病经脉的荥穴，疏通各经的输穴，来调整机体的虚实，调和逆乱的气血。无论是筋、脉、骨、肉痿病中的哪种，只要在其相应脏腑之气当旺的月份进行治疗，疾病就会痊愈。

黄帝说：讲得好！

厥论篇第四十五

[原文] 黄帝问曰：厥之寒热者，何也？

岐伯对曰：阳气衰于下则为寒厥，阴气衰于下则为热厥。

帝曰：热厥之为热也，必起于足下者何也？

岐伯曰：阳气起于足五指之表。阴脉者，集于足下而聚于足心，故阳气胜则足下热也。

帝曰：寒厥之为寒也，必从五指而上于膝者，何也？

岐伯曰：阴气起于足五指之里，集于膝下而聚于膝上，故阴气胜则从五指至膝上寒，其寒也，不从外，皆从内也。

[白话解] 黄帝问道：厥病有寒有热，这是怎样形成的？

岐伯答道：下部阳气衰竭，发为寒厥；下部阴气衰竭，发为热厥。

黄帝问道：热厥的发热，一般从足底开始，这是什么道理?

岐伯答道:阳经之气循行于足五趾的外侧端,阴经之气汇集于足底而聚于足心,如果阴经之气衰竭而阳经之气偏胜,阳气就会乘机占据阴经的位置,就会导致足底发热。

黄帝问道:寒厥的厥冷,一般从足五趾开始,逐渐至膝部,这是什么道理?

岐伯答道:阴经之气运行于足五趾的内侧端,向上汇集于膝关节部位,如果阳经之气衰竭而阴经之气偏胜,就会导致从足五趾至膝部的寒冷。这种寒冷,不是由于外寒的侵入而造成的,而是由于体内阳气虚弱所致。

[原文] 帝曰:寒厥何失而然也?

岐伯曰:前阴者,宗筋之所聚,太阴阳明之所合也。春夏则阳气多而阴气少,秋冬则阴气盛而阳气衰。此人者质壮,以秋冬夺于所用,下气上争不能复,精气溢下,邪气因从之而上也。气因于中,阳气衰,不能渗营其经络,阳气日损,阴气独在,故手足为之寒也。

[白话解] 黄帝问道：寒厥是因何过失而形成的？

岐伯回答：前阴是宗筋汇聚之处，也是足太阴经和足阳明经汇合之处。一般来说，人体在春夏季节是阳气偏多而阴气偏少，秋冬季节是阴气偏盛而阳气偏衰。如果有些人自恃体质强壮，在秋冬阳气偏衰之时，纵欲或过度劳累，使肾阳虚弱，进而就会向脾胃索取精气，但仍不能使肾阳迅速恢复。肾阳虚，使封藏的功能失常，精气不断溢泄于下，元阳也随之而虚少，致使阴寒之气上逆，停聚于中焦脾胃，使脾胃阳气虚损，无法将水谷精微输送到全身经络，以致阳气没有得到补充而日益亏损，阴寒之气却独胜于内，四肢得不到阳气的温煦，所以出现手足寒冷的症状。

[原文] 帝曰：热厥何如而然也？

岐伯曰：酒入于胃，则络脉满而经脉虚。脾主为胃行其津液者也，阴气虚则阳气入，阳气入则胃不和，胃不和则精气竭，精气竭则不营其四肢也。此人必数醉若饱以入房，气聚于脾中不得散，酒气与谷气相薄，热盛于中，故热遍于身，内热而溺赤也。夫酒气盛而慓悍，肾气有衰，阳气独胜，故手足为之热也。

[白话解] 黄帝问道：热厥是怎样形成的？

岐伯回答：饮酒入胃，使体表络脉中血液充满，而使体内经脉空虚。脾脏的功能是输送胃中的营养物质。如果饮酒过度，胃受损伤而阳气盛阴气虚，阳气乘人，以致胃气不和，脾也因之虚衰，脾虚不能化生精微；营养物质枯竭就不能营养四肢。这种人，必是经常醉酒或饱食过后又行房纵欲，导致酒食无法消化而停留胃中，酒气与谷气在胃中相搏，久而转化成热，而出现全身发热、小便赤黄等症状。酒性是热而浓烈的，肾的精气必定会受到损伤而日益虚衰，阴虚则阳气亢盛，所以出现手足发热的症状。

[原文] 帝曰：厥或令人腹满，或令人暴不知人，或至半日远至一日，乃知人者，何也？

岐伯曰：阴气盛于上则下虚，下虚则腹胀满，阳气盛于上则下气重上而邪气逆，逆则阳气乱，阳气乱则不知人也。

[白话解] 黄帝问道：厥病有的使人腹部胀满，有的使人突然昏倒，不省人事，要半天或者一天的时间才能苏醒，这是什么道理？

岐伯回答：人体上部的阴气充盛，而下部的阳气亏虚，阳气虚少则会引起腹部胀满；上部的阳气偏盛，则下部阳气虚，阴气并而上行，则为邪气，邪气逆于上，气机逆乱则扰乱阳气，阳气逆乱则会造成突然昏倒，不省人事。

[原文] 帝曰：善。愿闻六经脉之厥状病能也。

岐伯曰：巨阳之厥，则肿首头重，足不能行，发为眴仆。阳明之厥，则癫疾欲走呼，腹满不得卧，面赤而热，妄见而妄言。少阳之厥，则暴聋颊肿而热，胁痛，骺不可以运。太阴之厥，则腹满䐜胀，后不利，不欲食，食则呕，不得卧。少阴之厥，则口干溺赤，腹满心痛。厥阴之厥，则少腹肿痛，腹胀泾溲不利，好卧屈膝，阴缩肿，骺内热。盛则泻之，虚则补之，不盛不虚，以经取之。

[白话解] 黄帝说：讲得好！希望您讲一讲六

经发生厥病的表现。

　　岐伯说：太阳经厥病，出现头肿而沉重的症状，两足不能行走，发作时眩晕仆倒。阳明经厥病，出现疯癫一样的症状，奔跑呼叫，腹部胀满，不得安卧，面部赤热，神志模糊，出现幻觉，胡言乱语。少阳经厥病，表现为突发耳聋，面部肿胀发热，两胁疼痛，小腿运动不便。太阴经厥病，可见到腹部胀满，大便不通，不思饮食，如果勉强进食则出现呕吐，不能安卧。少阴经厥病，出现口干，小便色赤，腹部胀满，心痛。厥阴经厥病，可见到小腹肿胀疼痛，大小便不利，喜欢屈膝而卧，阴囊收缩，小腿内侧发热等症状。厥病的治疗，实证用泻法，虚证用补法，对于不实不虚的，可以取发病的经络穴位治疗。

　　[原文] 太阴厥逆，箭急挛，心痛引腹，治主病者。少阴厥逆，虚满呕变，下泄清，治主病者。厥阴厥逆，挛腰痛，虚满前闭谵言，治主病者。三阴俱逆，不得前后，使人手足寒，三日死。太阳厥逆，僵仆呕血善衄，治主病者。少阳厥逆，机关不利，

机关不利者，腰不可以行，项不可以顾，发肠痈不可治，惊者死。阳明厥逆，喘咳身热，善惊衄呕血。

[白话解] 足太阴经的经气厥逆，出现小腿痉挛拘急的现象，并见心痛牵引腹部，应当取患病的经脉穴位进行治疗。足少阴经发生厥逆，有腹部虚饱胀满、呕吐、大便清稀的症状，应取患病经脉上的穴位进行治疗。足厥阴经发生厥逆，有腰痛、痉挛、腹部虚性胀满、小便不通、胡言乱语等症状，应选取患病经脉上的穴位进行治疗。如果太阴、少阴、厥阴三阴经脉都发生厥逆，就会出现大小便不通、手足寒冷等症状，病人会在三天后死亡。足太阳经发生厥逆，有身体僵直跌倒、呕吐带血、鼻部出血的现象，应当取患病的经脉穴位进行治疗。足少阳经发生厥逆，关节活动不利，腰部不能自如活动，颈项发僵不能转动，如果伴发肠痈，则为不治之证；如果病人发惊，就可能死亡。足阳明经发生厥逆，会有咳嗽、身体发热、容易受惊、鼻部出血、呕血等现象，应选取患病经脉上的穴位进行治疗。

[原文] 手太阴厥逆，虚满而咳，善呕沫，治

主病者。手心主少阴厥逆，心痛引喉，身热。死不可治。手太阳厥逆，耳聋泣出，项不可以顾，腰不可以俯仰，治主病者。手阳明少阳厥逆，发喉痹，嗌肿，痉，治主病者。

[白话解] 手太阴经发生厥逆，出现腹部虚性胀满，并有咳嗽，常常呕吐涎沫，应当取患病经脉上的穴位进行治疗。手厥阴和手少阴经发生的厥逆，有心痛连及咽喉、身体发热的现象，这是难治愈的病证。手太阳经发生厥逆，有耳聋、流泪、颈项发僵不能回顾、腰部发僵不能俯仰的症状，应当选取患病经脉上的穴位进行治疗。手阳明经和手少阳经发生厥逆，多为喉痹，有咽部肿痛、颈项强直的症状，应当取患病经脉上的穴位进行治疗。

病能论篇第四十六

[原文] 黄帝问曰：人病胃脘痈者，诊当何如？

岐伯对曰：诊此者，当候胃脉，其脉当沉细，沉细者气逆，逆者人迎甚盛，甚盛则热；人迎者胃脉也，逆而盛，则热聚于胃口而不行，故胃脘为痈也。

[白话解] 黄帝问道：有患胃脘痈病的人，应当如何诊断呢？

岐伯回答：诊断这种病，应当先诊病人的胃脉，他的脉搏往往是沉细的，沉细表示胃气上逆，胃气上逆就会见到人迎脉过盛，说明体内有热。人迎脉属于胃脉所过的地方，胃气上逆则跳动过盛，说明热气聚集于胃口而不得散发，所以胃脘部发生痈肿。

[原文] 帝曰：善。人有卧而有所不安者，何也？

岐伯曰：脏有所伤及，精有所之寄，则安，故人不能悬其病也。

帝曰：人之不得偃卧者，何也？

岐伯曰：肺者脏之盖也，肺气盛则脉大，脉大则不得偃卧，论在《奇恒阴阳》中。

[白话解] 黄帝说：讲得好。有人睡卧不宁，这是什么原因呢？

岐伯说：是因为五脏有所损伤。要等到损伤恢复，精神有所寄托，才能睡卧安宁，所以一般人不能得知他患的是什么病。

黄帝说：人不能仰卧是什么原因呢？

岐伯说：肺脏的位置最高，覆盖五脏六腑，如果肺脏被邪气所犯，邪气充盛，就会使肺脏的脉络胀大，肺气不利，呼吸急促，所以不能仰卧。在《奇恒阴阳》中有这方面的论述。

[原文] 帝曰：有病厥者，诊右脉沉而紧，左脉浮而迟，不然病主安在？

岐伯曰：冬诊之，右脉固当沉紧，此应四时，左脉浮而迟，此逆四时，在左当主病在肾，颇关在肺，当腰痛也。

帝曰：何以言之？

岐伯曰：少阴脉贯肾络肺，今得肺脉，肾为之病，故肾为腰痛之病也。

帝曰：善。有病颈痈者，或石治之，或针灸治之，而皆已。其真安在？

岐伯曰：此同名异等者也。夫痈气之息者，宜以针开除去之。夫气盛血聚者，宜石而泻之，此所谓同病异治也。

[白话解] 黄帝说：患厥病的人，诊得右脉沉而紧，左脉浮而迟，不知道病变在什么部位？

岐伯说：因为是冬天诊察到该病的脉象，右脉本应当沉紧，这是和四时相应的正常脉象；但左脉浮迟，则是逆四时的反常脉象。因病脉见于左手，又是冬季，所以病变在肾，浮迟为肺脉，所以与肺脏关联。腰为肾之府，所以应当出现腰痛的症状。

黄帝说：为什么这样说呢？

岐伯说：足少阴的经脉贯肾脏，并上络于肺，现在冬季肾脉部位却见到浮迟的肺脉，这是肾气不足的表现。肾脏有病，所以会出现腰痛。

黄帝说：讲得好。患有颈痈病的人，或用砭石治疗，或用针灸治疗，都能够治愈，那这是什么道理呢？

岐伯说：这是因为病名虽然相同，但疾病的程度却有所不同。同是颈痈，因为气滞不行所致的，可以用针刺的方法开泄停滞之气；因为邪气亢盛，血液停聚所致的，可以用砭石的方法泻除瘀血。这就是所谓的同病异治。

[原文] 帝曰：有病怒狂者，此病安生？

岐伯曰：生于阳也。

帝曰：阳何以使人狂？

岐伯曰：阳气者，因暴折而难决，故善怒也，病名曰阳厥。

帝曰：何以知之？

岐伯曰：阳明者常动，巨阳少阳不动，不动而动大疾，此其候也。

帝曰：治之奈何？

岐伯曰：夺其食即已。夫食入于阴，长气于阳，故夺其食即已。使之服以生铁洛为饮，夫生铁洛者，下气疾也。

[白话解] 黄帝问：有的病人会出现发怒狂躁，这种病是怎样发生的呢？

岐伯答：这是由于阳气逆乱造成的。

黄帝又问：怎样知道是阳气逆乱所引发疾病的呢？

岐伯答：这是由于病人突然遭受到了巨大的精神刺激，并且又不能很好的解决，所以就会容易发怒狂躁，这种病称为阳厥。

黄帝又问：怎样知道是阳厥病呢？

岐伯说：在正常的情况下，阳明经脉是搏动明显，跳动不休的，而太阳、少阳经的脉搏动不明显。现在原本搏动不明显的太阳、少阳经脉却搏动得急数而明显，这就是阳厥病的征象。

黄帝问：如何治疗呢？

岐伯说：减少病人的饮食，就可以痊愈。因为食物入胃，经过消化吸收，就会助长阳气，所以减少病人的饮食，使过盛的阳气衰减下来，疾病就可以痊愈。再给病人服用生铁洛饮，因为生铁洛饮有降气开结的作用。

[原文] 帝曰：善。有病身热解墯，汗出如浴。恶风少气，此为何病？

岐伯曰：病名曰酒风。

帝曰：治之奈何？

岐伯曰：以泽泻、术各十分，麋衔五分，合以三指撮为后饭。

[白话解] 黄帝说：讲得好。有的病人全身发热，身体倦怠乏力，四肢沉重，汗出多得像洗澡一样，怕风，气短，这是什么病呢？

岐伯说：病名叫酒风。

黄帝问：如何治疗呢？

岐伯说：用泽泻和白术各十分，麋衔五分，混合在一起，研为末，每次服三指撮，在饭前服下。

[原文] 所谓深之细者，其中手如针也。摩之切之，聚者坚也，博者大也。《上经》者，言气之通天也。《下经》者，言病之变化也。《金匮》者，决死生也。《揆度》者，切度之也。《奇恒》者，言奇病也。所谓奇者，使奇病不得以四时死也。恒者，得以四时死也。所谓揆者，方切求之也，言切求其

脉理也。度者，得其病处，以四时度之也。

[**白话解**] 所谓深按而得细脉，脉象在指下细小如针，必须仔细地按摩切循，凡脉气聚而不散的就是坚脉的脉象；脉象搏击手指下的是大脉。《上经》是论述人体生理功能与自然界相互关系的；《下经》是论述疾病发展变化的；《金匮》是论述疾病诊断以及决断死生的；《揆度》是论述切脉以诊断疾病的；《奇恒》是论述特殊疾病的。所谓奇，是指死生不受四时季节的影响；所谓恒，是指死生会受到四季变化的影响；所谓揆，是指切按脉象，以推算疾病的所在及其病因病理；所谓度，是指从切脉得其病处，并结合四时气候的变化对人体的影响，进行分析判断，来推测疾病的轻重宜忌。

奇病论篇第四十七

[原文] 黄帝问曰：人有重身，九月而喑，此为何也？

岐伯对曰：胞之络脉绝也。

帝曰：何以言之？

岐伯曰：胞络者系于肾，少阴之脉贯肾，系舌本，故不能言。

帝曰：治之奈何？

岐伯曰：无治也，当十月复。《刺法》曰：无损不足，益有余，以成其疹。然后调之。所谓无损不足者，身羸瘦，无用镵石也；无益其有余者，腹中有形而泄之，泄之则精出而病独擅中，故曰疹成也。

[白话解] 黄帝问道：有的妇女怀孕到九个月时，说话发不出声，这是什么病？

岐伯回答：这是因为胞中的络脉被胎儿压迫，阻绝不通所致。

黄帝又问：为什么这样说呢？

岐伯答：胞中的络脉与肾脏连系，而足少阴肾脉贯穿肾脏，向上系于舌本，而胞中络脉受阻，肾脉气血不能上通于舌，舌本失养，所以不能说话。

黄帝问：如何治疗呢？

岐伯答：不需要治疗。等到怀胎十月分娩之后，胞中络脉通畅，声音就会自然恢复。《刺法》上说："无损不足，益有余"，就是说正气不足的时候不可用泻法，邪气有余的时候不可用补法，以免因误治而造成疾病。所谓"无损不足"，就是指怀孕九个月而身体虚弱的，不可再用针石的方法治疗以伤其正气。所谓"无益其有余"，就是腹中已有身孕而又妄用泻法，用泻法则精气耗伤，使病邪独居于中，所以误治会造成疾病。

[原文] 帝曰：病胁下满气逆，二三岁不已，是为何病？

岐伯曰：病名曰息积，此不妨于食，不可灸刺，积为导引服药，药不能独治也。

帝曰：人有身体髀股䯒皆肿，环脐而痛，是为何病？

岐伯曰：病名曰伏梁，此风根也。其气溢于大肠而著于肓，肓之原在脐下，故环脐而痛也。不可动之，动之为水溺涩之病也。

[白话解] 黄帝说：有的病人胁下胀满，气逆喘促，二三年不愈，这是什么疾病呢？

岐伯说：病名叫息积，这种病在胁下而不在胃，所以不妨碍饮食，治疗时不能用艾灸和针刺方法治疗，必须要用导引法疏通气血，并结合药物慢慢调治，不能单纯地靠药物治疗。

黄帝说：有的病人大腿、小腿部都肿胀疼痛，并且有环绕肚脐周围疼痛的症状，这是什么疾病呢？

岐伯说：这种病的病名叫伏梁，是由于风邪久留于体内所致。邪气散于大肠，停于肓膜，由于肓膜的起源在肚脐下部，所以会有环绕脐部疼痛的症状。这种病不可用攻下的方法治疗，否则就会出现小便涩滞不利。

[原文] 帝曰：人有尺脉数甚，筋急而见，此为何病？

岐伯曰：此所谓疹筋，是人腹必急，白色黑色见，则病甚。

帝曰：人有病头痛以数岁不已，此安得之，名为何病？

岐伯曰：当有所犯大寒，内至骨髓，髓者以脑为主，脑逆故令头痛，齿亦痛，病名厥逆。

帝曰：善。

[白话解] 黄帝说：有的病人尺脉搏跳动数疾，筋脉痉挛拘急外现的，这是什么病呢？

岐伯说：这就是疹筋病，病人的腹部必定会出现拘急，如果面部出现白色或黑色，说明病情更加严重。

黄帝说：有的病人患头痛数年不愈，这是怎么得的？叫作什么病呢？

岐伯说：由于感受了严重的寒邪，寒邪向内侵入骨髓，而脑为髓海，寒气由骨髓向上侵犯到头脑，所以使人头痛，齿为骨之余，所以牙齿也痛。病由寒邪上逆所致，所以病名叫作厥逆。

黄帝说：讲得好。

[原文] 帝曰：有病口甘者，病名为何？何以得之？

岐伯曰：此五气之溢也，名曰脾瘅。夫五味入口，藏于胃，脾为之行其精气，津液在脾，故令人口甘也，此肥美之所发也，此人必数食甘美而多肥也。肥者令人内热，甘者令人中满，故其气上溢，转为消渴。治之以兰，除陈气也。

[白话解] 黄帝说：有的病人口中发甜，这是什么病？是怎样得的呢？

岐伯说：这是由于饮食物的精气向上泛溢所致，病名叫脾瘅。饮食入胃，经过消化，由脾脏将精微物质输布到全身。如果脾脏的功能失常，致使津液停留，向上泛溢，就会使人口中发甜，这是由于饮食过于肥甘美味而引起的疾病。这类病人，都喜欢吃甘美而肥腻的食物，厚味能使人生内热，甘味能使人腹部满闷，所以使脾脏的运化失常，脾热上溢就会转变成消渴病。此病可以用兰草治疗，以排出蓄积郁热之气。

[原文] 帝曰：有病口苦，取阳陵泉。口苦者

病名为何？何以得之？

岐伯曰：病名曰胆瘅。夫肝者，中之将也，取决于胆，咽为之使，此人者，数谋虑不决，故胆虚气上溢而口为之苦。治之以胆募俞，治在《阴阳十二官相使》中。

[白话解] 黄帝说：有的病人口中发苦，应取足少阳胆经的阳陵泉穴治疗，这是什么病？是怎样得的呢？

岐伯说：这是胆瘅。肝脏如同将军，主管出谋划策，胆如同公正的法官，主管决断。肝胆的经脉都经过咽部，所以咽部如同肝胆的信使。此类病人常常多虑而不能决断，情绪苦闷，造成肝胆功能失常，胆汁循经上泛，所以口中发苦。治疗时应针刺胆经的募穴和俞穴。这种治法，记载于《阴阳十二官相使》中。

[原文] 帝曰：有癃者，一日数十溲，此不足也。身热如炭，颈膺如格，人迎躁盛，喘息气逆，此有余也。太阴脉微细如发者，此不足也。其病安在？名为何病？

岐伯曰：病在太阴，其盛在胃，颇在肺，病名曰厥，死不治。此所谓得五有余二不足也。

帝曰：何谓五有余二不足？

岐伯曰：所谓五有余者，五病之气有余也，二不足者，亦病气之不足也。今外得五有余，内得二不足，此其身不表不里，亦正死明矣！

[**白话解**] 黄帝说：有患癃病的，一天要小便数十次，这是正气不足的现象。同时身热如炭火一般，咽喉与胸部有阻塞不通的感觉，人迎脉躁动急数，呼吸喘促而肺气上逆，这些又都是邪气有余的现象。寸口脉微细如发，这也是正气不足的表现。这种病的病位在哪里？是什么病呢？

岐伯说：病位在太阴，由于胃热过盛，影响到肺，症状偏重在肺，病名为厥病，属于难治的疾病，有死亡的危险。这就是所谓"五有余二不足"的病证。

黄帝说：什么叫"五有余二不足"呢？

岐伯说：所谓"五有余"就是指五种邪气有余的证候。所谓"二不足"，就是两种正气不足的证候。现在病人表现出来的是外部为五种有余，内部为两种不足。这种病即不是单纯的表证，也不是单纯的里证，不表不里，补泻难施，所以说必死无疑。

[原文] 帝曰：人生而有病颠疾者，病名曰何？安所得之？

岐伯曰：病名为胎病，此得之在母腹中时，其母有所大惊、气上而不下，精气并居，故令子发为颠疾也。

[白话解] 黄帝说：有的人出生以后就患有"癫疾"，这是什么病？是怎样得的呢？

岐伯说：病名为胎病。是因为胎儿在母体时，其母曾受到过强烈的惊吓，使气机逆行，精气也随之上逆，影响了胎儿的正常发育，所以在出生后就患了"癫痫"病。

[原文] 帝曰：有病痝然如有水状，切其脉大紧，身无痛者，形不瘦，不能食，食少，名为何病？

岐伯曰：病生在肾，名为肾风，肾风而不能食，善惊，惊已心气痿者死。

帝曰：善。

[白话解] 黄帝说：有的病人面色不荣而浮肿，像有水一样，脉象大而紧，身体没有疼痛，形体也不消瘦，但不能吃饭，或者吃的很少，这种病叫什么呢？

岐伯说：这种病发生在肾脏，叫作肾风。肾风病人出现不能进食，经常感到惊恐，若在惊恐后，心气痿弱不能恢复的，就会死亡。

黄帝说：讲得好。

大奇论篇第四十八

[原文] 肝满肾满肺满皆实，即为肿。肺之雍，喘而两胠满；肝雍，两胠满，卧则惊，不得小便；肾雍，脚下至少腹满，胫有大小，髀胻大跛，易偏枯。

[白话解] 肝经、肾经、肺经被邪气壅滞而满实，脉按之有力，会发生肿胀。肺脉壅滞，会出现喘息而两胁胀满。肝脉壅滞，会出现两胁胀满，睡眠惊悸不安，小便不利。肾脉壅滞，会出现胁下至小腹胀满，两侧小腿大小不一，大腿与小腿发生肿胀，行走不便，且易发展为半身不遂。

[原文] 心脉满大，痫瘛筋挛；肝脉小急，痫瘛筋挛；肝脉骛暴，有所惊骇，脉不至若喑，不治自已。肾脉小急，肝脉小急，心脉小急，不鼓，皆为瘕。

[白话解] 心脉满而大，心经热盛，耗伤肝阴，筋脉失养，则出现癫痫抽搐，筋脉拘挛。肝脉小而

398

急，肝脏虚寒，也会出现癫痫抽搐，筋脉拘挛。肝脉的搏动急速，是突然受到了惊吓；如果按不到脉搏，或突然出现失音的症状，也是因受到了惊吓一时气逆而致脉气不通，不需要治疗，可以自行恢复。肾脉、肝脉、心脉小而急，搏动不明显，是气血积聚在腹中，都会发为瘕病。

[原文] 肾肝并沉为石水，并浮为风水，并虚为死，并小弦欲惊。肾脉大急沉，肝脉大急沉，皆为疝。心脉搏滑急为心疝。肺脉沉搏为肺疝。三阳急为瘕，三阴急为疝。二阴急为痫厥，二阳急为惊。

[白话解] 肾脉和肝脉均见到沉脉，为石水病；如果均见浮脉，则为风水病；如果均见虚脉，是危险的病证；如果均见小而弦之脉，说明将要发生惊病；如果见肾脉大急而沉，或肝脉大急而沉，均为疝病的表现；心脉的脉象滑利而急，为心疝的表现；肺脉沉而搏击于指下，为肺疝的表现；如果见膀胱脉和小肠脉紧急，是瘕病的表现；如果见脾脉和肺脉紧急，是疝病的表现；心脉和肾脉紧急，是痫厥病的表现；胃脉和大肠脉紧急，是惊病的表现。

[原文] 脾脉外鼓，沉为肠澼，久自已。肝脉小缓为肠澼，易治。肾脉小搏沉，为肠澼下血，血温身热者死。心肝澼亦下血，二脏同病者可治。其脉小沉涩为肠澼，其身热者死，热见七日死。

[白话解] 脾脉见沉，并有向外鼓动之象，则为肠澼，虽然日久，但内脏之气没有受到伤害，仍会自愈；见到肝脉小而缓，说明肠澼病较轻，容易治愈；见到肾脉沉小而搏动，是肠澼而下血，如果见到血溢身热，为预后不良；心肝二脏所发生的肠澼，也会见到大便出血，如果是两脏同病的，可以治疗；如果见到脉小沉而涩滞的肠澼，兼有身体发热，预后多不良，如连续身热七天，多属死证。

[原文] 胃脉沉鼓涩，胃外鼓大；心脉小坚急，皆鬲偏枯。男子发左、女子发右，不喑舌转可治，三十日起。其从者喑，三岁起；年不满二十者，三岁死。脉至而搏，血衄身热者死。脉来悬钩浮为常脉。脉至如喘，名曰暴厥，暴厥者不知与人言。脉至如数，使人暴惊，三四日自已。

[白话解] 胃脉沉而涩滞，或者浮大而应指明

显，以及心脉细小而坚硬急疾，都属于气血阻塞不通的表现，会发展为半身不遂的偏枯病。通常，男子发病在左侧，女子发病在右侧。病人说话正常，舌体转动灵活的，可以治疗，经过三十天左右就可以痊愈。如果男子病在右，女子病在左，不能说话的，需要三年才能痊愈。如果病人年龄不满二十岁，那么大约三年就要死亡。脉象搏动强硬有力，见到鼻部出血，身体发热，有死亡的危险。脉象浮悬无根，是失血的常见脉象。脉来喘急，病人突然昏厥，不能言语，是暴厥病。若病人突然受到惊吓，脉搏跳动频数，经过三四天就会恢复正常。

[原文] 脉至浮合，浮合如数，一息十至以上，是经气予不足也，微见九十日死。脉至如火薪然，是心精之予夺也，草干而死。脉至如散叶，是肝气予虚也，木叶落而死。脉至如省客，省客者脉塞而鼓，是肾气予不足也，悬去枣华而死。脉至如丸泥，是胃精予不足也，榆荚落而死。脉至如横格，是胆气予不足也，禾熟而死。脉至如弦缕，是胞精予不足也，病善言，下霜而死，不言，可治。

[白话解] 脉来时如浮波之合，像热盛时的数脉一样急疾，一呼一吸跳动十次以上，这是十二经脉的精气均已不足的现象，从开始见到这种脉象起，经过约九十天就要死亡。脉来时如新燃之火一样，其形不定，这是心脏的精气予以夺失，等到冬季野草干枯的时候，就要死亡。脉来时如散落的树叶，浮泛无根，这是肝脏精气虚弱衰竭，等到秋天落叶的时候，就要死亡。脉象忽来忽去，时而停止不动，时而搏指有力，这是肾脏精气虚弱衰竭，等到枣树开花的时候，就会死亡。脉象如泥丸，虽圆，但坚硬而不滑利，这是胃腑精气虚弱衰竭，等到榆荚枯落的时候，就要死亡。脉象长而坚硬，犹如横木在指下，这是胆精气虚弱衰竭，在谷类成熟的时候，就要死亡。脉来时紧急如弦，细小如缕，这是胞络精气虚弱衰竭，如果出现多言多语的表现，说明真阴亏损而虚阳外现，等到下霜的时候，就会死亡；如果病人喜静而不多言，则可以治疗。

[原文] 脉至如交漆，交漆者左右傍至也，微见三十日死。脉至如涌泉，浮鼓肌中，太阳气予不

足也。少气味，韭英而死。脉至如颓土之状，按之不得，是肌气予不足也。五色先见黑，白垒发死。脉至如悬雍，悬雍者浮揣切之益大，是十二俞之予不足也，水凝而死。脉至如偃刀，偃刀者浮之小急，按之坚大急，五脏菀熟，寒热独并于肾也，如此其人不得坐，立春而死。脉至如丸滑不直手，不直手者按之不可得也。是大肠气予不足也，枣叶生而死。脉至如华者，令人善恐，不欲坐卧，行立常听，是小肠气予不足也，季秋而死。

[白话解] 脉来时如交漆，缠绵不清，左右旁至，为阴阳偏败，从开始见到这种脉象起，三十日就会死亡。脉象搏动如泉水上涌，浮而有力，鼓动于肌肉中，这是足太阳膀胱精气虚弱衰竭，出现小便清长少气味，等到韭菜茂盛的时候，就要死亡。脉象虚大无力，如同腐土一般，这是脾脏精气虚弱衰竭，如果面部先见到黑色，等到春天白蘽发生的时候，就要死亡。脉象如悬雍一样上大下小，轻按脉小，重按脉大，这是十二经俞穴精气虚弱衰竭，会在冬季结冰的时候死亡。脉来时如仰卧的刀口，

轻按小而急，重按大而坚，这是五脏郁热形成的寒热相交侵犯于肾脏，病人不能久坐，会在立春的时候死亡。脉象如弹丸，短小而滑利，按之即无，这是大肠精气虚弱衰竭，等到枣树生叶的时候，就要死亡。脉象如草木之花，轻浮柔弱，病人易惊恐不安，坐卧不宁，内心多疑，行走站立时常有幻觉出现，好像听到声音，这是小肠精气虚弱衰竭，等到秋末的时候就要死亡。

脉解篇第四十九

[原文] 太阳所谓肿腰脽痛者，正月太阳寅，寅太阳也。正月阳气出在上而阴气盛，阳未得自次也，故肿腰脽痛也。病偏虚为跛者，正月阳气冻解地气而出也。所谓偏虚者，冬寒颇有不足者，故偏虚为跛也。所谓强上引背者，阳气大上而争，故强上也。所谓耳鸣者，阳气万物盛上而跃，故耳鸣也。所谓甚则狂颠疾者，阳尽在上而阴气从下，下虚上实，故狂颠疾也。所谓浮为聋者，皆在气也。所谓入中为喑者，阳盛已衰，故为喑也。内夺而厥，则为喑俳，此肾虚也，少阴不至者，厥也。

[白话解] 太阳经病变出现腰肿和臀部疼痛的症状，是因为正月属太阳，而月建在寅。正月是阳气升发的季节，但阴寒之气尚盛，以致阳气未能按正常时间旺盛，所以出现腰肿和臀部疼痛的症状。有的病人阳气不足，会发生跛足，这是因为正月阳气上升，促使冰冻解散，地气随阳气上出，由于寒

冬的影响，人体阳气尚为不足，所以阳气在一侧偏
虚，而出现跛足的症状。有的病人颈项强急而牵连
背部，是因为阳气上升而发生争扰所导致的。有的
病人出现耳鸣的症状，是因为阳气过盛，像向上生
长的万物一样活跃，所以出现耳鸣。有的病人发生
癫狂，是因为阳气聚集在上部，阴气停留于下部，
出现下虚而上实的状况，所以会发生癫狂。有的病
人因阳气上逆而致耳聋，是因为气分失调所造成的。
如果房事不节，纵欲过度，使精气耗散，就会发生
喑痱病，这是因为肾虚，少阴经气不达四肢的缘故，
还可引起四肢厥逆。

[原文] 少阳所谓心胁痛者，言少阳盛也。盛
者心之所表也，九月阳气尽而阴气盛，故心胁痛也。
所谓不可反侧者，阴气藏物也，物藏则不动，故不
可反侧也。所谓甚则跃者，九月万物尽衰，草木毕
落而堕，则气去阳而之阴，气盛而阳之下长，故
谓跃。

[白话解] 少阳经病变出现心胁疼痛的症状，
是因为少阳经在九月时气盛，月建在戌，少阳脉散

络心包，为心之表。九月阳气将尽，阴气方盛，邪气进入经脉，所以心胁部发生疼痛。有的病人出现不能侧身转动，这是因为九月阴气渐盛，万物皆潜藏不动，少阳经气受其影响，所以不能转侧。有的病人少阳经病变而出现想要跳跃的情况，这是因为九月万物衰败，草木凋亡，人体的阳气也由表入里，盛于下部而鼓动于阴分，少阳脉下出足之外踝，所以病人才会出现想要跳跃的状态。

[原文] 阳明所谓洒洒振寒者，阳明者午也，五月盛阳之阴也，阳盛而阴气加之，故洒洒振寒也。所谓胫肿而股不收者，是五月盛阳之阴也。阳者衰于五月，而一阴气上，与阳始争，故胫肿而股不收也。所谓上喘而为水者，阴气下而复上，上则邪客于脏腑间，故为水也。所谓胸痛少气者，水气在脏腑也；水者阴气也，阴气在中，故胸痛少气也。所谓甚则厥，恶人与火，闻木音则惕然而惊者，阳气与阴气相薄，水火相恶，故惕然而惊也。所谓欲独闭户牖而处者，阴阳相薄也，阳尽而阴盛，故欲独闭户牖而居。所谓病至则欲乘高而歌，弃衣而走者，

阴阳复争而外并于阳，故使之弃衣而走也。所谓客孙脉则头痛鼻衄腹肿者，阳明并于上，上者则其孙络太阴也，故头痛鼻衄腹肿也。

[白话解] 阳明经病变，病人出现洒洒振寒的症状，这是因为阳明旺于五月，月建在午，五月是阳气极盛而阴气初生的时候，阴气加于盛阳之上，寒热相搏，所以出现寒栗的症状。有的病人出现足胫浮肿而大腿弛缓不收，这是因为五月阳气盛极而开始衰败，阴气开始逐渐上升，向上与阳气相争，致使阳明经脉不和，所以足胫浮肿而两腿弛缓不收的症状。有的病人发生水肿而致喘息，这是因为阴气自下而上逆，居于脏腑之间，水气不化，故为水肿之病，水气上犯肺脏，所以出现喘息的症状。有的病人胸部疼痛呼吸短浅，也是由于水邪留于脏腑之间，水液属于阴气，停留于脏腑，上逆于心肺，所以出现胸痛呼吸短浅的症状。有病情严重的病人甚至会出现厥病，害怕见到人和火光，如果听到木击的声音则惊惕不安，这是由于阳气与阴气相争，水火不相协调，所以出现惊惕的症状。有的病人喜

欢关闭门窗而独居，是由于阴气与阳气相争，阴盛
而阳负，阴性主静，所以要关闭门窗，独自居住。
阳明病病情严重，病人登到高处，胡乱唱歌，丢弃
衣服，到处奔跑，这是由于阴阳二气相争，阳盛阴
负且邪气并于阳经，阳主热主动，热盛于上，因此
病人喜欢登高而歌，热盛于外，所以要弃衣而走。
病人出现头痛、鼻塞、流涕和腹部胀肿等症状，是
由于阳明经的邪气上逆，向上侵犯头部的细小络脉，
所以出现头痛、鼻塞、流涕的症状，如果逆于太阴
经，就会出现腹部肿胀的症状。

[原文] 太阴所谓病胀者，太阴子也，十一月
万物气皆藏于中，故曰病胀。所谓上走心为噫者，
阴盛而上走于阳明，阳明络属心，故曰上走心为噫
也。所谓食则呕者，物盛满而上溢，故呕也。所谓
得后与气则快然如衰者，十二月阴气下衰，而阳气
且出，故曰：得后与气则快然如衰也。

[白话解] 太阴经脉病变出现腹胀症状，这是
因为太阴为阴中之至阴，应于十一月，月建在子，
此时阴气最盛，万物闭藏，人体阳气也闭藏于体内，

脾经散布于腹部，所以出现腹部胀满的症状。有的病人出现噫气，是因为阴气亢盛，向上走于阳明胃经，足阳明经络通于心，所以阴气向上侵犯于心就会发生嗳气。有的病人进食后立即呕吐，这是因为脾经功能减弱，不能运化食物，胃中盛满而上溢，所以发生呕吐的症状。有的病人大便和矢气后，会觉得爽快而腹满减轻，这是因为十二月阴气盛极而逐渐衰弱，阳气初生，人体也是一样，腹中阴邪得以下行，所以腹胀嗳气的病人得到大便或矢气后，就觉得爽快，就像病减轻了似的。

[原文] 少阴所谓腰痛者，少阴者肾也，十月万物阳气皆伤，故腰痛也。所谓呕咳上气喘者，阴气在下，阳气在上，诸阳气浮，无所依从，故呕咳上气喘也。所谓色色不能久立，久坐起则目䀮䀮无所见者，万物阴阳不定未有主也，秋气始至，微霜始下，而方杀万物，阴阳内夺，故目䀮䀮无所见也。所谓少气善怒者，阳气不治，阳气不治则阳气不得出，肝气当治而未得，故善怒，善怒者名曰煎厥。所谓恐如人将捕之者，秋气万物未有毕去，阴气少，

阳气入，阴阳相薄，故恐也。所谓恶闻食臭者，胃无气，故恶闻食臭也。所谓面黑如地色者，秋气内夺，故变于色也。所谓咳则有血者，阳脉伤也，阳气未盛于上为脉满，满则咳，故血见于鼻也。

[白话解] 少阴经病变出现腰痛的症状，这是因为足少阴经应在七月，月建在申，七月阴气初生，万物肃杀，阳气被抑制，人体阳气衰弱，所以出现腰痛的症状。病人出现呕吐、咳嗽、气逆而喘等症状，这是因为阴气盛于下，阳气浮越于上而无所依附，所以气上逆而出现呕吐、咳嗽、气逆而喘的症状。有的病人身体衰弱不能久立、久坐，起立时则眼花缭乱，视物不清，这是因为阴阳之气交替尚未安定，万物因受肃杀之气影响而衰退，人体阴阳之气衰夺，所以视物不清，眼花缭乱。有的病人少气善怒，是因为秋天阳气下降，失去调和作用，少阳经阳气不得外出，阳气郁滞在内，肝气郁结不得疏泄，不能约束其所管，故容易发怒，怒则其逆而厥，叫作"煎厥"。有的病人恐惧不安好像被人捉捕一样，是因为秋天阴气始生，万物尚未尽衰，人体应

之，阴气少，阳气入，阴阳交争，循经入肾，故恐惧如人将捕之。有的病人厌恶食物气味，是因为肾火不足，不能温养化源，致使胃气虚弱，故不欲进食而厌恶食物的气味。有的病人面色发黑如地色，是因为秋天肃杀之气耗散内脏精华，精气内夺而肾虚，故面色发黑。有的病人咳嗽则出血，是上焦阳脉损伤，阳气未盛于上，寒邪充斥而脉满，上部脉满则肺气不利，故咳嗽，络脉伤则血见于鼻。

[原文] 厥阴所谓癞疝，妇人少腹肿者，厥阴者辰也，三月阳中之阴，邪在中，故曰癞疝少腹肿也。所谓腰脊痛不可以俯仰者，三月一振荣华，万物一俯而不仰也。所谓癞癃疝肤胀者，曰阴亦盛而脉胀不通，故曰癞癃疝也。所谓甚则嗌干热中者，阴阳相薄而热，故嗌干也。

[白话解] 厥阴经脉为病有男性的"癞疝"及妇女少腹肿胀，是因为厥阴应于三月，月建在辰，三月阳气方长，阴气尚存，阴邪积聚于中，循厥阴肝经发病，故发生阴囊肿大疼痛及妇女少腹肿的症状。有的病人出现腰脊痛不能俯仰，是因为三月阳

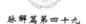

气振发，万物荣华繁茂，然尚有余寒，人体应之，故出现腰脊疼痛而不能俯仰的症状。有的病人出现颓疝、癃闭、皮肤肿胀，也是因为阴邪旺盛，以致厥阴经脉胀闭不通，故发生前阴肿痛、小便不利以及皮肤肿胀。有的病人甚则咽干热中，是因为三月阴阳相争而阳气胜，阳胜产生内热，热邪循厥阴肝经上逆入喉，故出现咽喉干燥的症状。

刺要论篇第五十

[原文] 黄帝问曰：愿闻刺要。

岐伯对曰：病有浮沉，刺有浅深，各至其理，无过其道，过之则内伤，不及则生外壅，壅则邪从之。浅深不得，反为大贼，内动五脏，后生大病。故曰：病有在毫毛腠理者，有在皮肤者，有在肌肉者，有在脉者，有在筋者，有在骨者，有在髓者。是故刺毫毛腠理无伤皮，皮伤则内动肺，肺动则秋病温疟，溯溯然寒栗。刺皮无伤肉，肉伤则内动脾，脾动则七十二日四季之月，病腹胀烦不嗜食。刺肉无伤脉，脉伤则内动心，心动则夏病心痛。刺脉无伤筋，筋伤则内动肝，肝动则春病热而筋弛。刺筋无伤骨，骨伤则内动肾，肾动则冬病胀，腰痛。刺骨无伤髓，髓伤则销铄胻酸，体解㑊然不去矣。

[白话解] 黄帝问道：我想了解针刺方面的要领。

岐伯回答：疾病有在表在里的区别，所以针刺就有浅刺与深刺的不同，疾病在表应当浅刺，疾病在里应当深刺，根据病情的需要，适当地选择针刺的深度，不要超过或不及应刺的深度。如果刺得太深，就会损伤内脏；如果刺得太浅，达不到病处，反会使在表的气血壅滞，给病邪以可乘之机。因此，针刺深浅不当，反而会造成很大的危害，使五脏功能紊乱，而发生严重的疾病。所以说：疾病的部位，有的在毫毛，有的在皮肤，有的在肌肉，有的在脉，有的在筋，有的在骨，有的在髓。因此，应该针刺毫毛腠理的，就不要伤及皮肤，如果皮肤受损，就会影响肺脏的功能，一旦肺脏功能扰乱，等到秋季时，就易患温疟病，出现恶寒战栗的症状。应该针刺皮肤的，不要伤及肌肉，如果肌肉损伤，就会影响脾脏的功能，以致在每一季节的最后十八天，而发生腹部胀满、烦闷、不思饮食等症状。应该针刺肌肉的，就不要伤及血脉，如果血脉受伤，就会影响心脏的功能，等到夏季时，就容易出现心痛的病证。应该针刺血脉的，就不要伤及筋脉，如果筋脉受伤，就会影响肝脏的功能，等到春天时，就容易

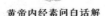

患热性疾病，出现筋脉弛缓的症状。应该针刺筋的，就不要伤及骨，如果骨受伤，就会影响肾脏的功能，以致在冬天时，容易出现腹胀、腰痛的症状。应该针刺骨的，就不要伤及髓，如果髓受损伤，就会日渐消减，不能充养骨骼，出现小腿发酸、肢体疲乏无力、不能举动的症状。

刺齐论篇第五十一

[原文] 黄帝问曰：愿闻刺浅深之分。

岐伯对曰：刺骨者无伤筋，刺筋者无伤肉，刺肉者无伤脉，刺脉者无伤皮，刺皮者无伤肉，刺肉者无伤筋，刺筋者无伤骨。

帝曰：余未知其所谓，愿闻其解。

岐伯曰：刺骨无伤筋者，针至筋而去，不及骨也。刺筋无伤肉者，至肉而去，不及筋也。刺肉无伤脉者，至脉而去，不及肉也。刺脉无伤皮者，至皮而去，不及脉也。

所谓刺皮无伤肉者，病在皮中，针入皮中无伤肉也。刺肉无伤筋者，过肉中筋也，刺筋无伤骨者，过筋中骨也。此之谓反也。

[白话解] 黄帝问道：我想了解针刺浅深部位的要求。

岐伯回答：针刺至骨，就不要损伤筋；针刺至筋，就不要损伤肌肉；针刺至肌肉，就不要损伤血脉；针刺至血脉，就不要损伤皮肤。反之，针刺至皮肤，则不要伤及肌肉；针刺至肌肉，则不要伤及筋；针刺至筋，则不要伤及骨。

黄帝说：我不明白其中的道理，想听您详细地解释。

岐伯说：所谓针刺骨不要损伤筋，是说针刺深度要达到骨的位置，不要在只刺到筋而未至骨时就停针或拔出；针刺筋不要损伤肌肉，是说针刺深度要到达筋的位置，不要在只刺到肌肉的部位，而未达筋的深度时就停针或拔出；针刺肌肉不要损伤脉，是说针刺深度要达到肌肉的位置，不要在只刺到脉的部位而未达到肌肉的深度时就停针或拔出；刺脉不要损伤皮肤，是说针刺深度到达脉的位置，不要在只刺到皮的部位而未达到脉的深度时就停针拔出。

所谓针刺皮肤不要伤及肌肉，是说病位在皮肤之中的，针刺至皮肤的部位即可，不要深刺伤及肌肉；所谓针刺肌肉不要伤及筋，是说病位在肌肉的，针刺至肌肉的部位即可，不要深刺伤及筋；所谓针刺筋不要伤及骨，是说病位在筋的，针刺至筋的部位即可，不要深刺伤及骨。以上这些，都是针刺深浅不当的操作，违反针刺原则，将会带来不良后果。

刺禁论篇第五十二

[原文] 黄帝问曰：愿闻禁数？

岐伯对曰：脏有要害，不可不察。肝生于左，肺藏于右，心部于表，肾治于里，脾为之使，胃为之市。鬲肓之上，中有父母，七节之傍，中有小心，从之有福，逆之有咎。

[白话解] 黄帝问道：我想听您讲一讲人体的禁刺部位有多少。

岐伯回答：五脏各有要害之处，不可不知。肝气从左侧升发，肺气从右侧肃降，心脏调节体表的阳气，肾脏管理内部的阴气，脾运化水谷精微到各脏腑，胃接纳和消化饮食物。横膈膜的上面，有维持生命活动的心、肺两脏，第七椎旁有心包络。这些部位都是禁刺的。遵循禁忌，就有利于治疗，如果违背了，则会有较严重的后果。

[原文] 刺中心，一日死。其动为噫。刺中肝，五日死，其动为语。刺中肾，六日死，其动为嚏。

刺中肺，三日死，其动为咳。刺中脾，十日死，其动为吞。刺中胆，一日半死，其动为呕。刺跗上中大脉，血出不止死。刺面中溜脉，不幸为盲。刺头中脑户，入脑立死。刺舌下中脉太过，血出不止为喑。刺足下布络中脉，血不出为肿。刺郄中大脉，令人仆脱色。刺气街中脉，血不出，为肿鼠仆。刺脊间中髓为伛。刺乳上，中乳房，为肿根蚀。刺缺盆中内陷气泄，令人喘咳逆。刺手鱼腹内陷，为肿。

[白话解] 如果误刺中心脏，约一日便会死亡，症状为嗳气。如果误刺中肝脏，约五日便会死亡，症状为多言多语。如果误刺中肾脏，约六日便会死亡，症状为打喷嚏。如果误刺中肺脏，约三日便会死亡，症状为咳嗽。如果误刺中脾脏，约十日便会死亡，症状为吞咽困难。如果误刺中胆，约一日半便会死亡，症状为呕吐不止。如果误刺足背的大血管，症见出血不止，便会死亡。针刺面部时，如果误刺与眼睛相通的经脉，就会造成眼睛失明。如果误刺脑户穴，且针刺至脑髓，就会立即死亡。如果针刺廉泉穴，且误伤了血管，出血不止，会导致失

音。如果针刺足下布散的络脉，如果血液瘀滞不出，就会形成局部肿胀。如果针刺委中穴太深，误伤了大血脉，会使人晕倒，见面色苍白。如果针刺气街穴，误伤了血管，使血液瘀滞不去，鼠蹊部就会肿胀。如果针刺脊骨的间隙时，误伤了脊髓，会使人脊背伛偻。针刺乳中穴时，如果伤及乳房，会使乳房肿胀，若肿久不消，会使乳根溃烂腐蚀。如果针刺缺盆时太深，造成肺气外泄，会出现喘咳气逆、呼吸困难的症状。如果针刺手上鱼际穴太深，可使局部发生肿胀。

[原文] 无刺大醉，令人气乱；无刺大怒，令人气逆。无刺大劳人，无刺新饱人，无刺大饥人，无刺大渴人，无刺大惊人。刺阴股中大脉，血出不止死。刺客主人内陷中脉，为内漏为聋。刺膝髌出液，为跛。刺臂太阴脉，出血多立死。刺足少阴脉，重虚出血，为舌难以言。

[白话解] 不要针刺酒醉的人，否则会使气血紊乱；不要针刺大怒的人，否则会使气机上逆；此外，不要针刺疲劳过度的病人，不要针刺刚刚饱食

的人，不要针刺过于饥饿或极度口渴的人，以及刚刚受到极大惊吓的人。针刺大腿内侧的穴位，如果误伤了大血管，出血不止，便会死亡。如果上关穴针刺的太深，误伤了经脉，可使耳内化脓或耳聋。针刺膝盖，如果是关节腔内液体外流，会导致跛足。针刺手太阴经脉，如果误伤，出血过多，就会立即死亡。针刺足少阴经脉时，若病人肾脏素来虚弱，再有误伤出血，可使肾气更虚，会造成舌体失养而僵硬不灵活，语言困难。

[原文] 刺膺中陷中肺，为喘逆仰息。刺肘中内陷，气归之，为不屈伸。刺阴股下三寸内陷，令人遗溺。刺掖下胁间内陷，令人咳。刺少腹中膀胱溺出，令人少腹满。刺腨肠内陷，为肿。刺匡上陷骨中脉，为漏为盲。刺关节中液出，不得屈伸。

[白话解] 针刺胸部时，如果进针太深，伤及肺脏，会出现气喘、呼吸困难，身体随呼吸而前后俯仰。针刺肘弯部位，如果进针太深，就会出现气结聚于局部不能运行，会导致手臂不能屈伸。如果针刺大腿内侧五里穴处太深，会使人出现小便失禁

的症状。如果针刺腋下胁肋之间太深，会使人咳嗽。如果针刺少腹部位太深，误伤膀胱，使小便流入腹腔，会产生少腹胀满的症状。如果针刺小腿肚太深，会使局部肿胀。如果针刺眼眶而损伤到眼睛的络脉，会造成流泪不止，甚至失明的后果。针刺关节时，如果误伤以致液体外流，则会导致关节功能失常，屈伸不利。

刺志论篇第五十三

[原文] 黄帝问曰：愿闻虚实之要？

岐伯对曰：气实形实，气虚形虚，此其常也，反此者病。谷盛气盛，谷虚气虚，此其常也，反此者病。脉实血实，脉虚血虚，此其常也，反此者病。

帝曰：如何而反？

岐伯曰：气虚身热，此谓反也。谷入多而气少，此谓反也。谷不入而气多，此谓反也。脉盛血少，此谓反也。脉小血多，此谓反也。

[白话解] 黄帝问道：我想了解有关虚实的道理。

岐伯回答：人体的气充实，形体就会壮实；人体的气不足，形体就会虚弱，这是正常的生理状态，否则就是病态。饮食量大的人，那么他的气也会相对旺盛；饮食量少的人，他的气也会相对虚弱。这是正常的生理状态，否则就是病态。脉搏大而有力的人，他的血液也是充盛的；脉搏小而细弱的人，他的血也是不足的，这是正常的生理状态，否则就是病态。

黄帝又问：反常现象会有怎样的表现呢？

岐伯说：人体气虚，而身体却反感到发热，这就是反常的现象；饮食虽多反而气虚，饮食量少却觉得气盛的，这就是反常的现象；脉搏充实而血液不足，脉搏虚弱无力而血液反而充盛，这都是反常的现象。

[原文] 气盛身寒，得之伤寒，气虚身热，得之伤暑。谷入多而气少者，得之有所脱血，湿居下也。谷入少而气多者，邪在胃及与肺也。脉小血多者，饮中热也；脉大血少者，脉有风气，水浆不入，此之谓也。夫实者，气入也；虚者，气出也。气实者，热也；气虚者，寒也。入实者，左手开针空也；入虚者，左手闭针空也。

[白话解] 气旺盛而身体寒冷，是受了寒邪的伤害。气不足而身发热，是受了暑热的伤害。饮食虽多而气反少的，是由于失血或湿邪聚居于下部之故。饮食虽少而反气盛的，是由于邪气在胃和肺。

脉搏小而血多，是由于病留饮而中焦有热。脉搏大而血少，是由于风邪侵入脉中且汤水不进之故。这些就是形成虚实反常的机制。所谓实是指邪气入侵人体表现的实证；所谓虚，是指人体正气外泄而表现的虚证；实证表现为发热；虚证表现为身冷；针刺治疗实证，出针时用左手开其针孔以使邪气外出；针刺治疗虚证，出针时，左手急按其穴，按闭针孔，则正气不得外泄。

针解篇第五十四

[原文] 黄帝问曰：愿闻九针之解，虚实之道。

岐伯对曰：刺虚则实之者，针下热也。气实乃热也。满而泄之者，针下寒也，气虚乃寒也。菀陈则除之者，出恶血也。邪胜则虚之者，出针勿按。徐而疾则实者，徐出针而疾按之；疾而徐则虚者，疾出针而徐按之。言实与虚者，寒温气多少也。若无若有者，疾不可知也。察后与先者，知病先后也。为虚与实者，工勿失其法。若得若失者，离其法也。虚实之要，九针最妙者，为其各有所宜也。补泻之时者，与气开阖相合也。九针之名，各不同形者，针穷其所当补泻也。

[白话解] 黄帝问道：希望听您讲一讲关于九针的解释，以及虚实补泻的道理。

岐伯回答：针灸治虚证用补法，病人觉得针下有热感，这是因为正气充实了，所以针下才会发热；针灸治疗实证用泻法，病人针下应有凉感，这是因

428

为针刺后，邪气衰退，针下才会发凉。血液郁积日久，要用放血的方法放出恶血，消除症状。邪气亢盛时，采用泻法进行治疗，就是在出针后不要按闭针孔，使邪气外泄。"徐而疾则实"的意思是要慢慢出针，并在出针后迅速按闭针孔，使正气充实不泄；"疾而徐则虚"的意思是要快速出针，在出针后不要立即按闭针孔，使邪气得以外泄。所谓实与虚，是指经气来时，病人针下凉热感觉的多少。感觉不到有凉感或者热感的人，是因为针下经气来时迅速而不易察觉。审察疾病的标本先后，是指辨别疾病的本质与表象。辨别疾病的虚实，虚证用补法，实证用泻法。医生治病不可离开这个原则。医生不能熟练地把握虚实补泻的方法，就会背离正确的治疗法则。虚实补泻的关键，在于巧妙地运用九针，因为九针大小形状各异，各有不同的特点，且适宜于不同的病证。针刺补泻的时间，应该与经气的来去开阖相配合。九针的名称不同，形状也各不相同，根据九针的特点以及治疗的需要，就能充分发挥各自的补泻作用。

[**原文**] 刺实须其虚者，留针阴气隆至，乃去针也；刺虚须其实者，阳气隆至，针下热乃去针也。经气已至，慎守勿失者，勿变更也。深浅在志者，知病之内外也。近远如一者，深浅其候等也。如临深渊者，不敢堕也。手如握虎者，欲其壮也。神无营于众物者，静志观病人，无左右视也。义无邪下者，欲端以正也。必正其神者，欲瞻病人目制其神，令气易行也。所谓三里者，下膝三寸也。所谓跗之者，举膝分易见也。巨虚者，跷足腑独陷者。下廉者陷下者也。

[**白话解**] 针刺实证须用泻法，下针后应留针，待针下出现明显的寒凉之感时，即可出针。针刺虚证要达到补气的目的，待针下出现明显的温热之感时，即可出针。经气已经到来，应谨慎守候不要失去，不要变更手法。应根据疾病的部位在内在外来决定针刺的深浅，病深则深刺，病浅则浅刺。虽然针刺有深浅之分，但候气之法都是相同的。行针时，应似如临深渊、不敢跌落那样谨慎小心。持针时，应像握虎之势那样坚定有力。思想不要分散于其他

事情，应该专心致志观察病人，不可左顾右盼。针刺手法要正确，端正直下，不可歪斜。下针后，务必注视病人的双目来控制其精神活动，使经气运行通畅。足三里穴，在膝下外侧三寸之处。冲阳穴，在足背上，举膝易见之处。上巨虚穴就是上廉穴，在跷足时小腿外侧肌肉凹陷之处。下廉穴，在小腿外侧肌肉凹陷处的下方。

[原文] 帝曰：余闻九针，上应天地四时阴阳，愿闻其方，令可传于后世以为常也。

岐伯曰：夫一天、二地、三人、四时、五音、六律、七星、八风、九野，身形亦应之，针各有所宜，故曰九针。人皮应天，人肉应地，人脉应人，人筋应时，人声应音，人阴阳合气应律，人齿面目应星，人出入气应风，人九窍三百六十五络应野。故一针皮、二针肉、三针脉、四针筋、五针骨、六针调阴阳、七针益精、八针除风、九针通九窍、除三百六十五节气。此之谓各有所主也。人心意应八风；人气应天；人发齿耳目五声应五音六律；人阴阳脉血气应地。人肝目应之九。

[白话解] 黄帝说：我听说九针与天地四时阴阳相应合，请您讲讲其中的道理，以使其能流传后世，作为治病的常法。

岐伯说：一天、二地、三人、四时、五音、六律、七星、八风、九野，人的形体也与自然界相应，九针各有不同的用途，所以有九针之名。人的皮肤在外，庇护全身，与天相应，肌肉柔软安静，如土地厚载万物一样，脉与人身体相应，筋与四时相应，人的声音与五音相应。人的脏腑阴阳之气配合犹如六律的高低有节；人的牙齿和面目的排列犹如天上的星辰一样；人的呼吸之气犹如自然界的风一样；人的九窍三百六十五络分布全身，犹如地上的百川，纵横灌注于九野一样。所以九针之中，第一种是镵针，用于针刺皮肤；第二种是圆针，用于针刺肌肉；第三种是锃针，用于针刺络脉；第四种是锋针，用于针刺筋；第五种是铍针，用于针刺骨；第六种是员利针，用于针刺脏腑经络，调和阴阳；第七种是毫针，用于补益精气；第八种是长针，用于驱除风邪；第九种是大针，用于通利九窍，祛除周身三百六十五节间的邪气。这就叫作不同的针有不同的功用和适应证。人的心愿意向与八风相应，人体之气运行与天气运行相应，人的发齿耳目五声与五音六律相应，人体阴阳经脉气血运行与大地江河百川相应，肝脏精气通于两目，目又属于九窍，所以肝目与九数相应。

[原文] 九窍三百六十五。人一以观动静天二以候五色七星应之以候发毋泽五音一以候宫商角徵羽六律有余不足应之二地一以候高下有余九野一节俞应之以候闭节三人变一分人候齿泄多血少十分角之变五分以候缓急六分不足三分寒关节第九分四时人寒温燥湿四时一应之以候相反一四方各作解。

[白话解] 此段文义难解，疑为衍文。在此留原文，不再解释。

长刺节论篇第五十五

[原文] 刺家不诊，听病者言，在头，头疾痛，为藏针之。刺至骨病已，上无伤骨肉及皮，皮者道也。阴刺，入一傍四处。治寒热深专者，刺大脏，迫脏刺背，背俞也。刺之迫脏，脏会，腹中寒热去而止。与刺之要，发针而浅出血。治腐肿者刺腐上，视痈小大深浅刺，刺大者多血，小者深之，必端内针为故止。

[白话解] 精通针术的医家，在尚未诊脉之时，还需听取病人的自诉。病在头部，且头痛剧烈，可以针刺头部俞穴，刺至骨部，病就能痊愈，但针刺深浅须恰当，不要损伤骨肉与皮肤，虽然皮肤为针刺入必经之路，仍应注意勿使其受损。阳刺之法，是中间直刺一针，左右斜刺四针。治疗寒热之病邪深入内脏的，当刺五脏的募穴；邪气进迫五脏，当刺背部的五脏俞穴，邪气迫脏而针刺背俞，是因为背俞是脏气聚会的地方。待腹中寒热消除之后，即

可停针。针刺的要领，是出针时使其浅部出血。治疗痈肿，应刺痈肿的部位，并根据其大小，决定针刺的深浅。刺大的痈肿，宜多出血，对小的深部痈肿要深刺，一定要端直进针，以达到病所为止。

[原文] 病在少腹有积，刺皮髓以下，至少腹而止。刺侠脊两旁四椎间，刺两髂髎季胁肋间，导腹中气热下已。病在少腹，腹痛不得大小便，病名曰疝，得之寒。刺少腹两股间，刺腰髁骨间，刺而多之，尽炅病已。

[白话解] 病在少腹而有积聚，应刺腹部皮肉丰厚之处以下的部位，向下直到少腹为止；再针第四椎间两旁的穴位和髂骨两侧的居髎穴，以及胁肋间的京门穴，以引导腹中热气下行，则病可以痊愈。病在少腹，腹痛且大小便不通，病名叫作疝，是受寒所致。应针刺少腹到两大腿内侧间以及腰部和髁骨间穴位，针刺穴位要多，到少腹部都出现热感，病就痊愈了。

[原文] 病在筋，筋挛节痛，不可以行，名曰筋痹。刺筋上为故，刺分肉间，不可中骨也。病起

筋挛病已止。病在肌肤，肌肤尽痛，名曰肌痹，伤于寒湿，刺大分小分，多发针而深之，以热为故，无伤筋骨，伤筋骨，痈发若变，诸分尽热病已止。病在骨，骨重不可举，骨髓酸痛，寒气至，名曰骨痹。深者刺无伤脉肉为故，其道大分小分，骨热病已止。

[白话解] 病在筋，筋脉拘挛，关节疼痛，不能行动，病名为筋痹。应针刺在患病的筋上，由于筋脉在分肉之间，与骨相连，所以针从分肉间刺入，应注意不能刺伤骨。待有病的筋脉出现热感，说明病已痊愈，可以停止针刺。病在肌肤，周身肌肤疼痛，病名为肌痹，这是被寒湿之邪侵犯所致。应针刺大小肌肉会合之处，取穴要多，进针要深，以局部产生热感为度。不要伤及筋骨，若损伤了筋骨，就会引起痈肿或其他病变。待各肌肉会合之处都出现热感，说明病已痊愈，可以停止针刺。病在骨，肢体沉重不能抬举，骨髓深处感到酸痛，局部寒冷，病名为骨痹。治疗时应深刺，以不伤血脉肌肉为度。针刺的道路在大小分肉之间，待骨部感到发热，说

明病已痊愈，可以停止针刺。

[原文] 病在诸阳脉，且寒且热，诸分且寒且热，名曰狂。刺之虚脉，视分尽热病已止。病初发岁一发，不治月一发，不治月四五发，名曰癫病。刺诸分诸脉。其无寒者以针调之病止。病风且寒且热，炅汗出，一日数过，先刺诸分理络脉，汗出且寒且热，三日一刺，百日而已。病大风骨节重，须眉堕，名曰大风，刺肌肉为故。汗出百日，刺骨髓汗出百日，凡二百日，须眉生而止针。

[白话解] 病在手足三阳经脉，出现或寒或热的症状，同时各分肉之间也有或寒或热的感觉，这叫狂病。针刺用泻法，使阳脉的邪气外泄，若刺后各处分肉都出现热感，说明病已痊愈，应该停止针刺。有一种病，初起每年发作一次，若不治疗，则变为每月发作一次；若仍不治疗，则每月发作四五次，这叫作癫病。治疗时应针刺各大小分肉以及各部经脉，若没有寒冷的症状，应根据具体病证来灵活调治，直到病愈为止。风邪侵袭人体，出现或寒或热的症状，热则汗出，一日发作数次，应首先针

刺各分肉腠理及络脉；若依然汗出且或寒或热，可以三天针刺一次，治疗一百天，疾病就痊愈了。病因大风侵袭，出现骨节沉重，胡须眉毛脱落，病名为大风。应针刺肌肉，使之出汗，连续治疗一百天后，再针刺骨髓，仍使之出汗，也治疗一百天，总计治疗二百天，直到胡须眉毛重新生长，方可停止针刺。

皮部论篇第五十六

[原文] 黄帝问曰：余闻皮有分部，脉有经纪，筋有结络，骨有度量，其所生病各异，别其分部，左右上下，阴阳所在，病之始终，愿闻其道。

岐伯对曰：欲知皮部以经脉为纪者，诸经皆然。

[白话解] 黄帝问道：我听说人的皮肤有十二经脉分属的部位，脉络的分布纵横有序，筋有结聚和连络，骨的长短大小有一定的度数，它们所发生的疾病的开始和预后也各不相同，而辨别其皮肤分部的左右上下及阴阳所在，就可知道疾病的开始和预后。我想听听其中的道理。

岐伯回答：想知道皮肤所分属的部位，它是以经脉循行于皮肤的部位为依据的，每条经脉都是如此。

[原文] 阳明之阳，名曰害蜚，上下同法，视其部中有浮络者，皆阳明之络也，其色多青则痛，多黑则痹，黄赤则热，多白则寒，五色皆见，则寒

热也，络盛则入客于经，阳主外，阴主内。少阳之阳，名曰枢持，上下同法，视其部中有浮络者，皆少阳之络也，络盛则入客于经，故在阳者主内，在阴者主出，以渗于内，诸经皆然。太阳之阳，名曰关枢，上下同法，视其部中有浮络者，皆太阳之络也，络盛则入客于经。

[白话解] 阳明经的阳络，叫作"害蜚"，手、足阳明经脉的诊法是一样的，凡是在阳明经的上下分属部位所能看到的细小浮络，都是属于阳明经的络脉，如果这些络脉的颜色大多是青色的，则主痛证；如果这些络脉的颜色大多是黑色的，则主痹证；如果这些络脉的颜色为黄赤的，则主热证；如果这些络脉的颜色大多是白色的，则属寒证；如果五色兼见，则是寒热错杂之病；如果络脉中的邪气亢盛，就会向内传入它所归属的经脉。因为络脉属阳，主管人体的外部；经脉属阴，主管人体的内部。

少阳经的阳络，叫作"枢持"，手、足少阳经脉的诊法是一样的，凡是在少阳经的上下分属部位所能看到的细小浮络，都是属于少阳经的络脉。如果络脉的邪气亢盛，就会向内传于它所归属的经脉。所以，邪在阳分主内传入经，邪在阴分主外出或渗入于内，各条经脉都是如此。

太阳经的阳络，名叫"关枢"，手、足太阳经脉的诊法是一样的，凡是在太阳经的上下分属部位所能看到的细小浮络，都是属于太阳经的络脉。如果络脉的邪气亢盛，就会向内传于它所归属的经脉。

[原文] 少阴之阴，名曰枢儒，上下同法，视其部中有浮络者，皆少阴之络也，络盛则入客于经，其入经也，从阳部注于经，其出者，从阴内注于骨。

心主之阴，名曰害肩，上下同法，视其部中有浮络者，皆心主之络也，络盛则入客于经。

太阴之阴，名曰关蛰，上下同法，视其部中有浮络者，皆太阴之络也，络盛则入客于经。凡十二经络脉者，皮之部也。

[白话解] 少阴经的阴络，叫作"枢儒"，手、足少阴经的诊法是一样的，凡是少阴经的上下分属部位所能看到的细小浮络，都是属于少阴经的络脉。若络脉中的邪气亢盛，就会向内传于它所属的经脉，

邪气传于经脉，是先从属阳的络脉注入于经脉，然后从属阴的经脉外溢而向内注入于骨。

厥阴经的阴络，叫作"害肩"，手、足厥阴经的诊法是一样的，凡是厥阴经的上下分属部位所看到的细小浮络，都是属于厥阴经的络脉。若络脉中的邪气亢盛，就会向内传于它所属的经脉。

太阴经的阴络，叫作"关蛰"，手，足太阴经的诊法是一样的，凡是太阴经的上下分属部位所能看到的细小浮络，都是属于太阴经的络脉。若络脉中的邪气亢盛，就会向内传于它所属的经脉。

以上所说的这十二经之络脉的分部，分别处在皮肤的各个部位上，是十二经脉的皮部。

[原文] 是故百病之始生也，必先于皮毛，邪中之则腠理开，开则入客于络脉，留而不去，传入于经，留而不去，传入于腑，廪于肠胃。邪之始入于皮也，泝然起毫毛，开腠理；其入于络也，则络脉盛色变；其入客于经也，则感虚乃陷下；其留于筋骨之间，寒多则筋挛骨痛，热多则筋弛骨消，肉烁䐃破，毛直而败。

　　[白话解] 因此，各种疾病的发生，大多是先从皮肤毫毛开始的。病邪侵犯皮毛后，则会使毫毛张开，毫毛张开则病邪侵入络脉；邪气在络脉中留而不去，就会向内传入于经脉之中；如果邪气在经脉之中留而不去，就会传入于腑，聚积于肠胃。在病邪开始侵犯皮肤毫毛之时，会使人出现怕冷、寒战而毫毛竖起、腠理开泄等症状；当病邪侵入络脉之时，则会出现络脉盛满，颜色改变的异常表现；病邪侵入经脉，是由于经气虚少而导致邪气内陷；当病邪停留于筋骨之间时，如果寒邪偏多则筋脉挛急、骨节疼痛，如果热邪偏多时则筋脉弛缓，所以骨骼软弱，肌肉无力，皮肉败坏，毛发枯槁。

　　[原文] 帝曰：夫子言皮之十二部，其生病皆何如？

　　岐伯曰：皮者脉之部也，邪客于皮则腠理开，开则邪入客于络脉，络脉满则注于经脉，经脉满则入舍于腑脏也，故皮者有分部，不与而生大病也。

　　帝曰：善。

　　[白话解] 黄帝说：先生您说的十二经脉分属

的皮部，发生疾病的情况都是怎样的呢？

岐伯说：皮肤是络脉分属的部位。邪气侵入于皮肤毫毛，则毛孔张开，毛孔张开则病邪趁机侵入于络脉；络脉中的邪气亢盛，则内传于经脉；经脉的邪气亢盛则侵入到相应的腑脏。所以说皮肤有十二经脉分属的部位，如果见到病变而不给予及时治疗，邪气将会内传于腑脏而产生严重的病变。

黄帝说：讲得好！